全科护理技术研究

彭岚 曹丹丹 华淑芹 何晓宁 黄俏兰 李青茂 主编

吉林科学技术出版社

图书在版编目（C I P）数据

全科护理技术研究 / 彭岚等主编. -- 长春 : 吉林科学技术出版社, 2024. 8. -- ISBN 978-7-5744-1721-2
Ⅰ. R47
中国国家版本馆 CIP 数据核字第 2024A00P32 号

全科护理技术研究

主　　编　彭　岚　等
出 版 人　宛　霞
责任编辑　李亚哲
封面设计　王　丹
制　　版　王　丹
幅面尺寸　185mm × 260mm
开　　本　16
字　　数　150 千字
印　　张　9.75
印　　数　1~1500 册
版　　次　2024 年8月第1 版
印　　次　2024年10月第1次印刷

出　　版　吉林科学技术出版社
发　　行　吉林科学技术出版社
地　　址　长春市福祉大路5788 号出版大厦A 座
邮　　编　130118
发行部电话/传真　0431-81629529 81629530 81629531
81629532 81629533 81629534
储运部电话　0431-86059116
编辑部电话　0431-81629510
印　　刷　廊坊市印艺阁数字科技有限公司

书　　号　ISBN 978-7-5744-1721-2
定　　价　58.00元

《全科护理技术研究》

编委会

主　编

彭　岚（江西省宜春市第三人民医院）

曹丹丹（衡水市人民医院）

华淑芹（山东省青岛市即墨区第二人民医院）

何晓宁（菏泽市牡丹区中心医院）

黄俏兰（赣县区人民医院）

李青茂（宁都县妇幼保健院）

副主编

宋　博（德州市妇幼保健院）

燕静静（东营市东营区文汇街道社区卫生服务中心）

孙小清（首都医科大学附属北京佑安医院）

赵长花（天津市滨海新区塘沽妇产医院）

杨丽沣（瑞金市人民医院）

林　莉（赣州市南康区中医院）

刘萍萍（山东大学齐鲁医院德州医院）

宫雪艳［康复大学青岛中心医院（青岛市中心医院）］

张　婷（赣州市南康区第一人民医院）

何方州（枣庄市中医医院）

谢雪华 （上高县中医院）

黄　格（海口市中医医院）

前　言

本书内容基本覆盖了临床常见疾病的护理，包括内科、外科、妇产科、儿科等疾病的护理，从临床实用的角度出发，针对各常见疾病的护理先讲述疾病的概述，病因病理及临床表现，然后做出相应的护理诊断、护理目标、护理措施和健康教育等。本着“理论够用，注重技能，突出实用”的原则，在构思和内容上都力求反映现代护理工作的特色，满足广大读者的知识需求。本书语言简洁，内容丰富，侧重实用性和可操作性，力求详尽准确。凸显了本书较强的出版价值和实用价值。

目　录

第一章　护理学基础

第一节　护理实践标准和临床护理路径

在护理实践中，制定专业实践标准是非常必要的。加拿大护理学会（CAN）和美国护士学会（ANA）都相继发布了各自国家的护理实践标准。制定护理实践标准的目的是：①反映护理专业的价值；②明确护士执行专业角色的权利和职责；③为专业护理实践提供指导；④规定和评价护理实践的质量。

为规范诊疗行为，提高医疗护理质量和保障医疗安全，卫生部启动了临床路径管理工作，并成立了卫生部临床路径技术审核专家委员会，对临床路径的编写进行技术审核，对临床路径工作提供技术指导。临床路径已逐渐成为医疗规范化管理中应用最为广泛的质量效益型医疗管理模式。临床护理路径是一种跨学科的、综合的、深化护理的整体医疗护理工作模式。按照每日护理标准计划，为一类患者所设定的住院期间的工作路线图或表格。利用护理路径可满足患者在疾病发生、发展、转归过程中的健康需求。开展临床护理路径，可真正实现护理活动的程序化和标准化、有效地减少护理差错、缩短患者的住院天数，从而降低患者的住院费用和医疗成本。同时，开展临床护理路径有利于提高医院综合性服务质量、提高患者的满意度和依从性。

第二节　整体护理

一、整体护理的概念

整体护理的概念：整体护理是一种护理行为的指导思想或称护理观念，是以人为中心，以现代护理观为指导，以护理程序为基础框架，并且把护理程序系统化地运用到临床护理和护理管理中去的指导思想。整体护理的目标是根据人的生理、心理、社会、文化、精神等多方面的需要，提供适合人的最佳护理。整体护理是一种护理工作模式，护士除应加强对患者自身的关注外，还需要把注意力放到患者所处的环境、心理状态、物理因素等对疾病康复的影响因素上。整体护理观的概念包括以下几方面的含义：①人是由身心、社会、文化各方面组成，其健康也受到各种因素影响，整体护理要面向整体的人；②人的一切均需要护理，护士要关心人的生命过程的整体；③护理是连续的，护士不仅要在患者生病时给予照顾，而且要关心其康复、自理，达到个人健康最佳水平；④人是生活在社会中的，通过整体护理促使护理从个人向家庭、社区延伸。

广义的整体护理还包含以下含义。①护理贯穿于人生命的全过程：即人的一生，从胚胎到死亡都需要护理服务，包括妊娠保健、新生儿护理、儿童护理、成人护理、妇幼保健、老年护理、临终关怀；②护理贯穿于人的疾病和健康的全过程：在人类健康与疾病的动态平衡的运动过程中，始终有护理的介入。护理对象不仅包括患病的人，也包括健康的人；护理不仅帮助人们恢复健康，也帮助人们维护健康、提高健康水平；③护理为全人口提供服务：护理对象不仅包括个体，也包括群体；护理对象不仅包括个人，也包含家庭、社区；护理的最终目标是提高全人类的健康水平。

二、整体护理的特点

整体护理的特点，就是以患者为中心，以现代护理观为指导，以护理程序为基础框架，并系统地整体地运用到临床护理和护理管理的行为中，具有以下特点。

（一）以现代护理观为指导

现代护理观是与人的科学观、大卫生观相适应的大护理观。它认为护理是以人的健康为中心，护理对象不仅是患者，而且也包括健康的人；护理服务范畴不仅在医院，还包括家庭和社区。

（二）以护理程序为核心

整体护理以护理程序为基本思维和工作框架，从而保证了最佳的护理效果。

（三）主动的计划性护理

整体护理摒弃了传统的机械执行医嘱的被动工作性质和片段分割式的护理活动形式，代之以全面评估、科学决策、系统实施、客观评价的主动调控过程。

（四）护士是主动的思想者、决策者

由于工作的性质、内容、形式发生了变化，护士的职能行为也发生了变化。她们必须对患者全面负责，诊断患者的健康问题，制订护理计划，组织实施评估，充分显示了护理专业的独立性和护士的自身价值。

（五）护患合作的过程

整体护理充分重视患者及家属的自护潜能，强调通过健康教育，提高患者及家属的自护能力，并提供机会让他们参与自身的护理活动。

三、护理程序

护理程序是一种系统、科学安排护理活动的工作方法。护士运用评估、诊断、计划、实施及评价的工作程序，为服务对象提供有计划、整体性的护理。

（一）护理程序的概念

护理程序是以促进和恢复护理对象的健康为目标所进行的有目的、有计划的护理活动，是一个综合的、动态的、具有决策和反馈功能的过程。通过对护理对象进行主动的、全面的整体护理，使其达到最佳健康状态。护理程序是目前最科学的一种护理工作方法。

（二）护理程序的意义

1.促进了护理专业的发展

护理程序表明了护理实践的范围及内容，明确了护士的专业行为，真正体现了护理工作的科学性、专业性和独立性，促进了中国护理与国际护理接轨。

2.以科学方法解决护理对象的健康问题

护理程序贯穿于护理活动的始终，通过护理服务，使患者家属获得一种安全感、满足感和信任感。

3.提高和改善了护理专业人员的形象

护理程序的应用，使护士的工作由被动变为主动，调动了护理人员的积极性和主动性，护士的素质得到了全面的提升，形象有了明显的改善。

四、护理程序的步骤

护理程序由评估患者的健康状况、列出护理诊断、制订护理计划、实施护理计划和评价护理目标 5 个步骤组成。

第三节 消毒与灭菌

消毒是指杀灭或清除外环境中传播媒介物上的病原微生物及有害微生物，使其达到无害化水平。

灭菌是指杀灭外环境的传播媒介物上所有的活的微生物，包括病原微生物及有害微生物，同时包括细菌繁殖体、芽孢、真菌及真菌孢子。

一、消毒灭菌原则

1.医务人员必须遵守消毒灭菌原则，进入人体组织或无菌器官的医疗用品必须灭菌；接触皮肤黏膜的器具和用品必须消毒。

2.用过的医疗器材和物品，应先去污物，彻底清洗干净，再消毒或灭菌；其中感染症患者用过的医疗器材和物品，应先消毒，彻底清洗干净，再消毒或灭菌。所有医疗器材在检修前应先经消毒或灭菌处理。

3.根据物品的性能采用物理或化学方法进行消毒灭菌。耐热、耐湿物品灭菌首选物理灭菌法；手术器具及物品、各种穿刺针、注射器等首选压力蒸汽灭菌；油、粉、膏等首选干热灭菌。不耐热物品如各种导管、精密仪器、人工移植物等可选用化学灭菌法，如环氧乙烷灭菌等；内镜可选用环氧乙烷灭菌或2%戊二醛浸泡灭菌。消毒首选物理方法，不能用物理方法消毒的方可选化学方法。

4.化学灭菌或消毒，可根据不同情况分别选择灭菌、高效、中效、低效消毒剂。使用化学消毒剂必须了解消毒剂的性能、作用、使用方法、影响灭菌或消毒效果的因素等。配制时，注意有效浓度，并按规定定期监测。更换灭菌剂时，必须对用于浸泡灭菌物品的容器进行灭菌处理。

5.自然挥发熏蒸法的甲醛熏箱不能用于消毒和灭菌，也不可用于无菌物品的保存。甲醛不宜用于空气的消毒。

6.连续使用的氧气湿化瓶、雾化器、呼吸机的管道、早产儿暖箱的湿化器等器材，必须每日消毒，用毕终末消毒，干燥保存。湿化液应用灭菌水。

二、医用物品的消毒与灭菌

（一）消毒作用水平

根据消毒因子的适当剂量（浓度）或强度和作用时间对微生物的杀菌能力，可将其分为4个作用水平的消毒方法。

1.灭菌：可杀灭一切微生物（包括细菌芽孢）达到灭菌保证水平的方法。属于此类的方法有热力灭菌、电离辐射灭菌、微波灭菌等离子体灭菌等物理灭菌方法，以及甲醛、戊二醛、环氧乙烷、过氧乙酸、过氧化氢等化学灭菌方法。

2.高水平消毒法：可以杀灭各种微生物，对细菌芽孢杀灭达到消毒效果的方法。这类消毒方法应能杀灭一切细菌繁殖体（包括结核分枝杆菌）、病毒、真菌及其孢子和绝大多数细菌芽孢。属于此类的方法有热力、电离辐射、微波和紫外线等，以及用含氯、二氧化氯、过氧乙酸、过氧化氢、含溴消毒剂、臭氧、二溴海因等甲基乙内酰脲类化合物和一些复配的消毒剂等消毒因子进行消毒的方法。

3.中水平消毒法：是可以杀灭和去除细菌芽孢以外的各种病原微生物的消毒方法，

包括超声波、碘类消毒剂（碘附、碘酊等）、醇类、醇类和氯已定的复方、醇类和季铵盐（包括双链季铵盐）类化合物的复方、酚类等消毒剂进行消毒的方法。

4.低水平消毒法：只能杀灭细菌繁殖体（分枝杆菌除外）和亲脂病毒的化学消毒剂和通风换气、冲洗等机械除菌法，如单链季铵盐类消毒剂（苯扎溴铵等）、双胍类消毒剂如氯已定、植物类消毒剂和汞、银、铜等金属离子消毒剂等进行消毒的方法。

（二）医用物品的危险性分类

医用物品对人体的危险性是指物品污染后造成危害的程度。根据其危害程度将其分为3类。

1.高度危险性物品：这类物品是穿过皮肤或黏膜进入无菌的组织或器官内部的器材，或与破损的组织、皮肤黏膜密切接触的器材和用品，如手术器械和用品、穿刺针、腹腔镜、脏器移植物和活体组织检查钳等。

2.中度危险性物品：这类物品仅和皮肤黏膜相接触，而不进入无菌的组织内，如呼吸机管道、胃肠道内镜、气管镜、麻醉机管道、子宫帽、避孕环、压舌板、喉镜、体温表等。

3.低度危险性物品：虽有微生物污染，但一般情况下无害，只有当受到一定量病原菌污染时才造成危害的物品。这类物品和器材仅直接或间接地和健康无损的皮肤相接触，包括生活卫生用品和患者、医护人员生活和工作环境中的物品。例如，毛巾、面盆、痰盂（杯）、地面、便器、餐具、茶具、墙面、桌面、床面、被褥、一般诊断用品（听诊器、听筒、血压计袖带）等。

（三）选择消毒、灭菌方法的原则

1.使用经卫生行政部门批准的消毒物品，并按照批准的范围和方法在医疗卫生机构和疫源地等消毒中使用。

2.根据物品污染后的危害程度，选择消毒、灭菌的方法。

（1）高度危险性物品，必须选用灭菌方法处理。

（2）中度危险性物品，一般情况下达到消毒即可，可选用中水平或高水平消毒法处理。但中度危险性物品的消毒要求并不相同，有些要求严格，例如内镜、体温表等必须达到高水平消毒，需采用高水平消毒方法消毒。

（3）低度危险性物品，一般可用低水平消毒方法，或只做一般的清洁处理即可，仅在特殊情况下，才做特殊消毒要求。例如，当有病原微生物污染时，必须针对污染病原微生物种类选用有效的消毒方法。

3.根据物品上污染微生物的种类、数量和危害性，选择消毒、灭菌方法。

（1）对受到细菌芽孢、真菌孢子、分枝杆菌和经血液传播病原体（乙型肝炎病毒、丙型肝炎病毒、艾滋病病毒等）污染的物品，选用高水平消毒法或灭菌法。

（2）对受到真菌、亲水病毒、螺旋体、支原体和病原微生物污染的物品，选用中水平以上的消毒法。

（3）对受到一般细菌和亲脂病毒等污染的物品，可选用中水平或低水平消毒法。

（4）对存在较多有机物的物品消毒时，应加大消毒剂的使用剂量和（或）延长消毒作用时间。

（5）消毒物品上微生物污染特别严重时，应加大消毒剂的使用剂量和（或）延长消毒作用时间。

4.根据消毒物品的性质，选择消毒方法。选择消毒方法时需考虑，一是要保护消毒物品不受损坏，二是使消毒方法易于发挥作用。

（1）耐高温、耐湿度的物品和器材，应首选压力蒸汽灭菌；耐高温的玻璃器材、油剂类和干粉类等可选用干热灭菌。

（2）不耐热、不耐湿，以及贵重物品，可选择环氧乙烷或低温蒸汽甲醛气体消毒、灭菌。

（3）器械类的浸泡灭菌，应选择对金属基本无腐蚀性的消毒剂。

（4）选择表面消毒方法，应考虑表面性质。光滑表面可选择紫外线消毒器近距离照射，或液体消毒剂擦拭；多孔材料表面可采用喷雾消毒法。

三、常用的消毒灭菌方法

（一）液体化学消毒剂的使用规范

1.戊二醛：戊二醛属灭菌剂，具有广谱、高效的杀菌作用。具有对金属腐蚀性小，受有机物影响小等特点。常用灭菌浓度为2%，也可使用卫生行政机构批准使用的浓度。适用于不耐热的医疗器械和精密仪器等消毒与灭菌。使用方法包括。

（1）灭菌处理：常用浸泡法。将清洗、晾干待灭菌处理的医疗器械及物品浸没于装有2%戊二醛的容器中，加盖，浸泡10h后，无菌操作取出，用无菌水冲洗干净，并无菌擦干后使用。

（2）消毒用浸泡法，将清洗、晾干的待消毒处理医疗器械及物品浸没于装有2%戊二醛或1%增效戊二醛的容器中，加盖，一般10～20min，取出后用灭菌水冲洗干净并擦干。

使用戊二醛应注意：①戊二醛对手术刀片等碳钢制品有腐蚀性，使用前应先加入0.5%亚硝酸钠防锈；②使用过程中应加强戊二醛浓度监测；③戊二醛对皮肤黏膜有刺激性，接触戊二醛溶液时应戴橡胶手套，防止溅入眼内或吸入体内；④盛装戊二醛消毒液的容器应加盖，放于通风良好处。

2.过氧乙酸：过氧乙酸属灭菌剂，具有广谱、高效、低毒、对金属及织物有腐蚀性，受有机物影响大，稳定性差等特点。其浓度为16%～20%。适用于耐腐蚀物品、环境及皮肤等的消毒与灭菌。

常用消毒方法有浸泡法、擦拭法、喷洒法等。

（1）浸泡法：凡能够浸泡的物品均可用过氧乙酸浸泡消毒。消毒时，将待消毒的物品放入装有过氧乙酸的容器中，加盖。对一般污染物品的消毒，用0.05%（500mg/L）过氧乙酸溶液浸泡；对细菌芽孢污染物品的消毒用1%（10000mg/L）过氧乙酸浸泡5min，灭菌时浸泡30min。然后，诊疗器材用无菌蒸馏水冲洗干净并擦干后使用。

（2）擦拭法：对大件物品或其他不能用浸泡法消毒的物品用擦拭法消毒。消毒所有药物浓度和作用时间参见浸泡法。

（3）喷洒法：对一般污染表面的消毒用0.2%～0.4%（2000～4000mg/L）过氧乙酸喷洒作用30～60min。

使用中注意：①过氧乙酸不稳定，应储存于通风阴凉处，用前应测定有效含量，原液浓度低于12%时禁止使用。②稀释液临用前配制。③配制溶液时，忌与碱或有机物相混合。④过氧乙酸对金属有腐蚀性，对织物有漂白作用。金属制品与织物经浸泡消毒后，及时用清水冲洗干净。⑤使用浓溶液时，谨防溅入眼内或皮肤黏膜上，一旦溅上，及时用清水冲洗。

3.过氧化氢：过氧化氢属高效消毒剂，具有广谱、高效、速效、无毒、对金属及织物有腐蚀性，受有机物影响大，纯品稳定性好，稀释液不稳定等特点。适用于丙烯酸树脂制成的外科类植入物，隐形眼镜、不耐热的塑料制品、餐具、服装、饮水等消毒和口腔含漱、外科伤口清洗。

常用消毒方法有浸泡法、擦拭法等。

（1）浸泡法：将清洗、晾干的待消毒物品浸没于装有3%过氧化氢溶液的容器中，加盖，浸泡30min。

（2）擦拭法：对大件物品或其他不能用浸泡法消毒的物品用擦拭法消毒。所有药物浓度和作用时间参见浸泡法。

（3）其他方法：用1%～1.5%过氧化氢溶液漱口；用3%过氧化氢冲洗伤口。

使用中应注意：①过氧化氢应储存于通风阴凉处，用前应测定有效含量；②稀释液不稳定，临用前配制；③配制溶液时，忌与还原剂、碱、碘化物、高锰酸钾等强氧化剂相混合；④过氧化氢对金属有腐蚀性，对织物有漂白作用；⑤使用浓溶液时，谨防溅入眼内或皮肤黏膜上，一旦溅上，及时用清水冲洗；⑥消毒被血液、脓液等污染的物品时，需适当延长作用时间。

4.含氯消毒剂：含氯消毒剂属高效消毒剂，具有广谱、速效、低毒或无毒、对金属有腐蚀性、对织物有漂白作用，受有机物影响大，粉剂稳定而水剂不稳定等特点。适用于餐（茶）具、环境、水、疫源地等消毒。

常用的消毒方法有浸泡法、擦拭法、喷洒法与干粉消毒等方法。

（1）浸泡法：将待消毒的物品放入装有含氯消毒剂溶液的容器中，加盖。对细菌繁殖体污染物品的消毒，用含有效氯 200mg/L 的消毒液浸泡 10min 以上；对经血液传播病原体、分枝杆菌和细菌芽孢污染物品的消毒，用含有效氯 2000～5000mg/L 消毒液浸泡 30min 以上。

（2）擦拭法：对大件物品或其他不能用浸泡法消毒的物品用擦拭法消毒。消毒所用药物浓度和作用时间参见浸泡法。

（3）喷洒法：对一般污染的物品表面，用 1000mg/L 的消毒液均匀喷洒（墙面：200mL/m²；水泥地面：350mL/m²；土质地面：1000mL/m²），作用 30min 以上；对经血液传播病原体、结核杆菌等污染的表面的消毒，用含有效氯 2000mg/L 的消毒液均匀喷洒（喷洒量同前），作用 60min 以上。

（4）干粉消毒法：对排泄物的消毒，用含氯消毒剂干粉加入排泄物中，使含有效氯 10000mg/L，略加搅拌后，作用 2～6h，对医院污水的消毒，用干粉按有效氯 50mg/L 用量加入污水中，并搅拌均匀，作用 2h 后排放。

使用过程中应注意：①粉剂应于阴凉处避光、防潮、密封保存；水剂应于阴凉处避光、密闭保存；所需溶液应现配现用。②配制漂白粉剂溶液时，应戴口罩，橡胶手套。③未加防锈剂的含氯消毒剂对金属有腐蚀性，不应用于金属器械的消毒；加防锈剂的含氯消毒剂对金属器械消毒后，应用无菌蒸馏水冲洗干净，并擦干后使用。④对织物有腐蚀和漂白作用，不应用于有色织物的消毒。⑤用于消毒餐具，应即时用清水冲洗。⑥消毒时，若存在大量有机物时，应提高使用浓度或延长作用时间。⑦用于污水消毒时，应根据污水中还原性物质含量适当增加浓度。

5.乙醇：乙醇属中效消毒剂，具有速效、无毒，对皮肤黏膜有刺激性、对金属无腐蚀性，受有机物影响很大，易挥发、不稳定等特点。其含量为 95%。适用于皮肤、环境表面及医疗器械的消毒等。

常用消毒方法有浸泡法和擦拭法。

（1）浸泡法：将待消毒的物品放入装有乙醇溶液的容器中，加盖。对细菌繁殖体污染医疗器械等物品的消毒，用75%的乙醇溶液浸泡10min以上。

（2）擦拭法：适用对皮肤的消毒。用75%乙醇棉球擦拭。注意必须使用医用乙醇，严禁使用工业乙醇消毒和作为原材料配制消毒剂。

6.碘仿：碘仿属中效消毒剂，具有中效、速效、低毒、对皮肤黏膜无刺激并无黄染、对铜、铝、碳钢等二价金属有腐蚀性，受有机物影响很大，稳定性好等特点。适用于皮肤、黏膜等的消毒。

常用消毒方法有浸泡法、擦拭法、冲洗方法。

（1）浸泡法：将清洗、晾干的待消毒物品浸没于装有碘仿溶液的容器中，加盖。对细菌繁殖体污染物品的消毒，用含有效碘250mg/L的消毒液浸泡30min。

（2）擦拭法：适用对皮肤、黏膜用擦拭法消毒。消毒时，用浸有碘仿消毒液的无菌棉球或其他替代物品擦拭被消毒部位。对外科洗手用含有效碘2500～5000mg/L的消毒液擦拭作用3min。对于手术部位及注射部位的皮肤消毒，用含有效碘2500～5000mg/L的消毒液局部擦拭，作用2min；对口腔黏膜及创口黏膜创面消毒，用含有效碘500～1000mg/L的消毒液擦拭，作用3～5min。注射部位消毒也可用市售碘仿棉签（含有效碘2000mg/L）擦拭，作用2～3min。

（3）冲洗法：对阴道黏膜及伤口黏膜创面的消毒，用含有效碘250ml/L的消毒液冲洗3～5min。

使用时应注意：①碘仿应于阴凉处避光、防潮、密封保存；②碘仿对二价金属制品有腐蚀性，不应用于相应金属制品的消毒；③消毒时，若存在有机物，应提高药物浓度或延长消毒时间；④避免与拮抗药物同用。

7.氯己定：包括醋酸氯己定和葡萄糖酸氯己定，均属低效消毒剂。具有低效、速效、对皮肤黏膜无刺激性、对金属和织物无腐蚀性，受有机物影响轻微、稳定性好等特点。适用于外科洗手消毒、手术部位皮肤消毒、黏膜消毒等。

常用消毒方法有擦拭法和冲洗法。

（1）擦拭法：手术部位及注射部位皮肤消毒。用5000mg/L醋酸氯己定—乙醇（75%）溶液局部擦拭2遍，作用2min；对伤口创面消毒，用5000mg/L醋酸氯己定水溶液擦拭创面2～3遍，作用2min。外科洗手可用相同浓度和作用时间。

（2）冲洗法。对阴道、膀胱或伤口黏膜创面的消毒，用500～1000mg/L醋酸氯己定水溶液冲洗，至冲洗液变清为止。

使用中应注意：①勿与肥皂、洗衣粉等阴性离子表面活性剂混合使用或前后使用；②冲洗消毒时，若创面脓液过多，应延长冲洗时间。

8.季铵盐类消毒剂：本类消毒剂包括单链季铵盐和双长链季铵盐两类，前者只能杀灭某些细菌繁殖体和亲脂病毒，属低效消毒剂，例如苯扎溴铵（新洁尔灭）；后者可杀灭多种微生物，包括细菌繁殖体，某些真菌和病毒。季铵盐类可与乙醇或异丙醇配成复方制剂，其杀菌效果明显增加。季铵盐类消毒剂的特点是对皮肤黏膜无刺激，毒性小，稳定性好，对消毒物品无损害等。

使用方法包括：①皮肤消毒：单链季铵盐消毒剂500～1000mg/L，皮肤擦拭或浸泡消毒，作用时间3～5min，或用双链季铵盐500mg/L，擦拭或浸泡消毒，作用时间2～5min；②黏膜消毒：用500mg/L单链季铵盐作用时间3～5min，或用双链季铵盐100～500mg/L，作用时间1～3min；③环境表面消毒：根据污染微生物的种类选择用双链还是用单链季铵盐消毒剂，一般用1000～2000mg/L，浸泡、擦拭或喷洒消毒，作用时间30min。

使用中应注意：①阴离子表面活性剂，例如肥皂、洗衣粉等对其消毒效果有影响，不宜合用。②有机物对其消毒效果有影响，严重污染时应加大使用剂量或延长作用时间。③据近年来的研究发现，有些微生物对季铵盐类化合物有耐药作用，对有耐药性微生物消毒时，应加大剂量。

（二）压力蒸汽灭菌

适用于耐高温、高湿的医用器械和物品的灭菌。不能用于凡士林等油类和粉剂的灭菌。压力蒸汽灭菌器根据排放冷空气的方式和程度不同，分为下排气式压力蒸汽灭菌器和预真空压力蒸汽灭菌器两大类。下排气式压力蒸汽灭菌器，其灭菌原理是利用重力置换原理，使热蒸汽在灭菌器中从上而下，将冷空气由下排气孔排出，排出的冷空气由饱和蒸汽取代，利用蒸汽释放的潜伏热使物品达到灭菌。预真空压力蒸汽灭菌器，其灭菌原理是利用机械抽真空的方法，使灭菌柜室内形成负压，从而蒸汽得以迅速穿透到物品内部进行灭菌。蒸汽压力达 205.8kPa（2.1kg/cm²），温度达 132℃或 132℃以上，达到灭菌时间后，抽真空使灭菌物品迅速干燥。应用压力蒸汽灭菌必须注意尽量排除灭菌器中的冷空气，以免影响蒸汽向待灭菌物品内穿透；严格按照要求进行灭菌物品的包装，注意物品在灭菌器中的装量和摆放；合理计算灭菌时间和温度等，并按要求进行监测。

（三）干热灭菌

适用于高温下不损坏、不变质、不蒸发物品的灭菌，用于不耐湿热的金属器械的灭菌，用于蒸汽或气体不能穿透物品的灭菌。如油脂、粉剂和金属、玻璃等制品的消毒灭菌。干热灭菌方法包括烧灼和干烤。

四、消毒灭菌效果监测

医院必须对消毒、灭菌效果定期进行监测。灭菌合格率必须达到 100%，不合格物品不得进入临床使用部门。

（一）化学消毒剂

使用中的消毒剂、灭菌剂应进行生物和化学监测。

1.生物监测：①消毒剂每季度 1 次，其细菌含量必须<100cfU/mL，不得检出致病性微生物；②灭菌剂每个月监测 1 次，不得检出任何微生物。

2.化学监测：①应根据消毒、灭菌剂的性能定期监测，如含氯消毒剂、过氧乙酸等应每日监测，对戊二醛的监测应每周不少于 1 次；②应同时对消毒、灭菌物品进行消毒、灭菌效果监测，消毒物品不得检出致病性微生物，灭菌物品不得检出任何微生物。

（二）压力蒸汽灭菌效果监测

压力蒸汽灭菌必须进行工艺监测、化学监测和生物监测。

1.工艺监测：应每锅进行，并详细记录。

2.化学监测：①应每包进行，手术包尚需进行中心部位的化学监测；②预真空压力蒸汽灭菌器每天灭菌前进行B-D试验。

3.生物监测：①应每周进行，新灭菌器使用前先进行生物监测，合格后才能使用；②对拟采用的新包装容器、摆放方式、排气方式及特殊灭菌工艺也必须先进行生物监测，合格后才能采用。

（三）紫外线消毒效果监测

应进行日常监测、紫外灯管照射强度监测和生物监测。日常监测包括灯管开关时间、累计照射时间和使用人签名，对新的和使用中的紫外灯管应进行照射强度监测。

1.新灯管的照射强度不得低于90μW/cm²。

2.使用中灯管不得低于70μW/cm²。

3.照射强度监测应每6个月1次。

4.生物监测必要时进行，经消毒后的物品或空气中的自然菌减少90.00%以上，人工染菌杀灭率应达到99.00%。

第二章 内科护理

第一节 呼吸内科护理

一、支气管哮喘

支气管哮喘是一种由嗜酸性粒细胞和淋巴细胞等多种炎症细胞参与的气道慢性炎症。发病特点是反复发作，暂时性及严重的呼气性呼吸困难。

（一）护理措施

1.环境安静，避免精神刺激，保持空气新鲜，温度、湿度适宜，避免或去除诱发因素。

2.帮助患者选择舒适的卧位，如坐位或半坐卧位。

3.给予患者营养丰富的清淡饮食，多吃水果、蔬菜。禁止食用可引起哮喘发作的食物，如鱼、虾等。

4.保持口腔清洁，增进食欲。

5.密切观察发作先兆，如胸部发紧、呼吸不畅、喉部发痒、干咳、精神紧张等。有先兆时，应立即给予解痉剂，保持呼吸道通畅。

6.发作时要守护及安慰患者，缓解紧张情绪，出汗多时应及时为患者清理、更换被服，使患者舒适。

7.哮喘发作严重，有烦躁不安、精神紧张者，应遵医嘱给药，并给予心理护理。

8.指导患者深呼吸和有效地咳嗽，协助其多饮温开水，鼓励患者咳出痰液。

9.纠正低氧血症，一般哮喘者可在入睡前吸氧 1～2h，持续哮喘者可用低流量持续吸氧。

（二）护理问题

1.气体交换受损：与疾病致肺通气（换气）功能障碍有关。

2.睡眠形态紊乱：与心悸、憋气有关。

3.焦虑恐惧：与担心疾病预后有关。

4.清理呼吸道无效：与痰液黏稠，不易咳出有关。

5.活动无耐力：与疾病致体力下降有关。

6.知识缺乏：缺乏支气管哮喘的预防保健知识。

（三）健康教育

1.休养环境要舒适安静，空气新鲜，如室温高且干燥可使用超声波空气加湿器。

2.根据气候的变化随时增减衣服，避免受凉，减少上呼吸道感染。

3.避免接触刺激性气体，如油漆、灰尘、油烟等。居室内禁放鲜花，禁养猫、狗等宠物。

4.饮食上应多食高维生素（如绿叶蔬菜、水果）、高蛋白（如瘦肉、豆制品）、粗纤维（如芹菜、韭菜）的食物，少吃可能引起哮喘发作的食物（如海鲜类等）。

5.正确使用定量吸入器。遵医嘱按时服用出院带药，请勿擅自停药或减量。

6.避免剧烈运动，可选择适合自己的运动，如散步、打太极拳等。

二、肺炎

肺炎是指终末气道、肺泡和肺间质的炎症。可由细菌、病毒、真菌、寄生虫等致病微生物，以及放射线、吸入性异物等理化因素引起。临床主要症状为发热、咳嗽、咳痰、痰中带血，可伴胸痛或呼吸困难等。幼儿性肺炎，症状常不明显，可有轻微咳嗽。细菌性肺炎采用抗生素治疗，7～10d 多可治愈。病毒性肺炎的病情稍轻，抗生素治疗无效。

（一）护理措施

1.卧床休息，取坐位或半坐卧位，遵医嘱给予合理氧疗。

2.病室每日通风两次，每次至少 30min，保持室内空气新鲜，温度、湿度适宜。

3.饮食以高热量、易消化的流食、半流食为宜。

4.加强口腔护理，使口腔清洁舒适。

5.胸痛或剧咳者，可取患侧卧位或按医嘱给予镇咳药。指导患者使用放松术或分散患者注意力。

6.对高热者给予物理降温，监测体温变化。注意末梢循环，高热而四肢发冷、发绀时，提示病情加重。

7.严密观察病情变化，如精神状态、面色、肢体温度、体温、脉搏、呼吸、血压及尿量。

8.指导患者正确留取痰标本，同时观察痰的颜色、性状、气味等。

9.鼓励患者多饮水，以利于痰和毒素的排出。指导患者有效地咳嗽、咳痰。

10.根据生活自理程度，协助患者进食、洗脸、洗脚，及时更换潮湿的衣物，满足患者生活需要。

11.重症肺炎出现中毒性休克时：

（1）监测血压、尿量的变化，随时调整升压药的浓度和输液速度。

（2）对无力咳痰者给予吸痰，保持呼吸道通畅；必要时遵医嘱给予雾化吸入或深部机械排痰。

（3）保证静脉输液通路畅通，控制输液速度，保证抗生素的足量按时输入，并防止肺水肿。

（4）根据病情备好抢救药品和器材。

（二）护理问题

1.清理呼吸道无效：与痰液黏稠而不易咳出有关。

2.低效型呼吸形态：与疾病致肺通气功能障碍有关。

3.体温过高：与感染致病菌有关。

4.活动无耐力：与疾病致体力下降有关。

5.知识缺乏：缺乏肺炎的预防保健知识。

（三）健康教育

1.进行适当的体育锻炼，以增强机体抵抗力。

2.加强营养，进食高蛋白、高热量、低脂肪的饮食。

3.戒烟、酒，减少异物对呼吸道的刺激。

4.预防再感染，根据天气变化及时增减衣服，在感冒流行时少去公共场所。

三、慢性阻塞性肺疾病

慢性阻塞性肺疾病（COPD）是一种具有气流阻塞特征的慢性支气管炎和（或）肺气肿，可进一步发展为肺心病和呼吸衰竭的常见慢性疾病。与有害气体及有害颗粒的异常炎症反应有关，致残率和病死率很高，全球40岁以上发病率已高达9%～10%。

（一）护理措施

1.卧床休息，呼吸困难时应取半坐卧位或坐位。

2.病室每日通风两次，每次至少30min，保持室内空气新鲜，温度、湿度适宜。

3.做好心理护理，消除患者烦躁、焦虑、恐惧的情绪。持续低流量吸氧。

4.根据患者生活自理能力，协助患者进餐，加强口腔护理。对球结膜水肿的患者，注意做好眼部护理。

5.加强口腔护理，去垢除臭，使口腔湿润舒适。

6.观察病情变化，如神志、呼吸深度、呼吸频率、口唇和甲床的颜色。监测动脉血气分析的变化。

7.指导患者正确留取痰标本，同时观察痰的颜色、性状、气味等。

8.对排痰困难者可行雾化吸入、体位引流或深部机械振动排痰，必要时采用机械吸痰。

9.指导患者有效地咳痰，掌握腹式呼吸及缩唇式呼吸功能锻炼的方法。

10.鼓励患者多饮温开水，湿化气道。

11.在恢复期逐渐增加活动量，活动时注意加强防护，防止跌倒。

（二）护理问题

1.气体交换受损：与疾病致肺通气（换气）障碍有关。

2.清理呼吸道无效：与痰液黏稠而不易咳出有关。

3.自理能力缺陷：与长期卧床有关。

4.睡眠形态紊乱：与心悸、憋气有关。

5.营养失调：低于机体需要量与慢性疾病消耗有关。

6.焦虑、恐惧：与担心疾病预后有关。

7.活动无耐力：与疾病致体力下降有关。

8.知识缺乏：缺乏 COPD 预防保健知识。

（三）健康教育

1.休养环境要舒适安静，每日通风换气，保持空气新鲜。

2.根据气候的变化随时增减衣服，避免受凉，避免接触感冒患者，预防上呼吸道感染。

3.戒烟并减少被动吸烟。

4.饮食上应多食高维生素（如绿叶蔬菜、水果）、高蛋白（如瘦肉、豆制品、蛋类）、粗纤维（如芹菜、韭菜）的食物，少食动物脂肪以及胆固醇含量高的食物（如动物内脏）。

5.避免剧烈运动，可选择适合自己的运动（如散步、打太极拳等），注意劳逸结合。

6.坚持呼吸肌功能锻炼，配备家庭氧疗设施，采取低流量吸氧。

四、呼吸衰竭

呼吸衰竭是指各种原因引起的肺通气（换气）功能严重障碍，导致缺氧或二氧化碳潴留，从而引起的一系列生理功能和代谢紊乱的临床综合征。

（一）评估要点

1.病因及诱因：有原发病史，如呼吸系统、神经肌肉疾病及药物中毒、外伤等。本次发病的诱因有呼吸、循环、精神神经、消化等功能紊乱。

2.呼吸困难严重，出现呼吸状态改变等。

3.意识状态改变，血压下降，心律失常；皮肤黏膜改变，如口唇、指甲等处发绀。

4.实验室检查：血气分析有动脉血氧分压降低，二氧化碳分压增高、呼吸性酸中毒或代谢性酸中毒、代谢性碱中毒。

（二）护理措施

1.急性呼吸衰竭者应绝对卧床休息。慢性呼吸衰竭代偿期，可适当下床活动。

2.给予高营养、高蛋白质、富含维生素、易消化的饮食。原则上少食多餐。

3.对于生活不能自理的患者，应协助其洗脸、洗脚，及时更换潮湿的衣物，满足患者生活需要。

4.病情观察：除观察体温、脉搏、呼吸、血压、尿量、瞳孔变化、唇、指（趾）甲发绀程度外，应特别注意以下几项指标。

①神智：对于缺氧伴二氧化碳潴留的患者，在吸氧过程中，应密切观察神智的细微变化。②呼吸：注意呼吸的节律快慢和深浅变化，有无呼吸抑制。如发现异常，应及时通知医师。③痰液：观察痰量及性状，痰量多、黄稠，表示感染加重，应及时通知医师，留标本送检。

5.根据医嘱给予合理氧疗。

6.保持呼吸道通畅：对于神志清楚的患者，应鼓励患者咳痰，变换体位，促使痰液引流。不能自行排痰者，应及时吸痰，每次吸痰时间不超过15s，防止缺氧窒息，并注意吸痰时无菌操作。对烦躁患者加用床栏，使用保护性约束，防止坠床及意外情况的发生。

7.观察呼吸兴奋剂的使用效果：如给药过快、过多，可出现呼吸过快、面色潮红、出汗、呕吐、烦躁不安、肌肉颤动、抽搐等症状，应及时通知医师。

8.对病情危重、长期卧床者，应做好基础护理，定时给予翻身拍背、协助排痰，保持皮肤、口腔清洁，准确记录出入量。

9.备好抢救物品。如气管插管、呼吸机、简易呼吸器、吸痰器、氧气、强心剂、呼吸兴奋剂等。

10.病情危重者须建立人工气道，进行机械通气。

11.应用呼吸机患者的护理如下。

（1）严密观察。

1）观察患者自主呼吸的恢复和均匀程度，以便适当调节呼吸频率、潮气量、呼吸时比。

2）有无自主呼吸，有自主呼吸者与呼吸机是否同步，是否因通气不足致呼吸道阻塞而引起烦躁不安，注意管道衔接处是否漏气。

3）观察体温、脉搏、呼吸、血压、神志、瞳孔的变化。如心功能改善，心率、血压平稳，四肢暖，皮肤红润，无汗，则说明呼吸机使用得当。

（2）保持呼吸道通畅及时吸痰，防止痰栓形成，注意防止气囊破裂、导管或套管脱落。

（3）加强气道湿化根据医嘱给予气道内滴药，滴药后及时吸痰。

（三）护理问题

1.气体交换受损：与疾病致肺换气障碍有关。

2.清理呼吸道无效：与气管插管致不能咳痰有关。

3.生活自理能力缺陷：与长期卧床或气管插管有关。

4.营养失调：低于机体需要量与慢性疾病消耗有关。

5.活动无耐力：与疾病致体力下降有关。

6.焦虑、恐惧：与担心疾病预后有关。

7.便秘：与长期卧床致肠蠕动减慢有关。

8.语言沟通障碍：与气管插管致失音有关。

（四）健康教育

1.注意休息，生活规律，戒烟、酒，少去人多的场所。

2.进行适当的体育锻炼，增强自身体质。

3.饮食宜少量多餐，应进食高蛋白、高热量、低脂肪的饮食。

4.指导患者缩唇式呼吸及腹式呼吸，改善通气。

5.避免受凉，预防呼吸道感染。

第二节　消化系统疾病

一、肝硬化

肝硬化是临床常见的慢性进行性肝病，由一种或多种病因长期或反复作用形成的弥散性肝损害。在我国，大多数为肝炎后肝硬化，少部分为酒精性肝硬化和血吸虫性肝硬化。病理组织学上有广泛的肝细胞坏死、残存肝细胞结节性再生、结缔组织增生与纤维隔形成，导致肝小叶结构破坏和假小叶形成，肝脏逐渐变形、变硬而发展为肝硬化。早期由于肝脏代偿功能较强可无明显症状，后期则以肝功能损害和门脉高压为主要表现，并有多系统受累，晚期常出现上消化道出血、肝性脑病、继发感染、脾功能亢进、腹水、癌变等并发症。

（一）护理措施

1.患者应卧床休息，平卧位有利于增加肝、肾血流量，改善肝细胞营养，提高肾小球滤过率。下肢水肿严重时，可协助患者抬高下肢，减轻水肿。阴囊水肿者可用托带托起，以利水肿消退，大量腹水时可取半坐卧位，使膈肌下降，有利于呼吸运动，减轻呼吸困难和心悸。注意患者安全，防止因乏力或腹水量多而导致摔伤、碰伤。

2.饮食方面：对于无腹水和食管静脉曲张的肝功能失代偿期的患者，可采用高热量、高蛋白、高维生素、易消化的普食或软饭，避免食用刺激性调味品及油腻食物。每日4～5餐有利于提高营养摄入量；对于食管静脉曲张的患者，宜采用高热量、高蛋白、高维生素的软饭或少渣软饭。饮食一定要细软，避免粗糙坚硬、带刺带骨的食物。烹调方式以蒸、煮、炖为好；对腹水的患者应采用低盐饮食。“低盐”是指在膳食中禁用一切腌制食品，但允许在烹调或就餐时另加食盐，一般2～3g/d，食盐或酱油10～15mL/d，严禁饮酒。对于肝功能显著减退或有肝性脑病先兆者，应严格限制蛋白质食物。

3.保持床单位清洁、平整、无渣屑。注意皮肤护理，预防压疮。活动不便者可协助其进行会阴冲洗，并观察有无会阴部水肿。

4.对于有黄疸及皮肤瘙痒的患者，应注意个人卫生，勤洗澡，勤换内衣。经常用温水擦洗全身，不要搔抓及使用碱性肥皂，以免抓破感染和碱性肥皂刺激皮肤。

5.认真记录患者24h出入量。应用利尿剂者尤其要注意用药后的反应（尿量及血液电解质变化）。腹腔穿刺时，应正确记录抽出腹水的量、性质和颜色，标本及时送检。

6.肝硬化患者应严格遵医嘱用药，将药物对肝的影响减到最小量。有食管－胃底静脉曲张者，应将口服药研碎服，以防划破曲张变薄的静脉。

7.乙型肝炎后肝硬化患者若同时处于肝炎活动期（乙肝表面抗原、E抗原、核心抗体阳性者）则应实施隔离措施。

8.肝功能不全或有肝昏迷前期症状出现时，不能随意使用镇静药、麻醉药及四环素类药。

9.密切观察患者神志及一般状况，监测生命体征及血尿便常规、血液电解质、肝肾功能等指标的变化。

10.如果患者出现烦躁不安、神志恍惚甚至昏迷，则应按照肝性脑病护理常规护理。

11.如果患者出现呕血、便血或大便、呕吐物潜血阳性，则应按照消化道出血护理常规护理。

（二）护理问题

1.营养失调：低于机体需要量与胃肠道消化吸收功能减退、奥古蛋白合成减少有关。

2.体液过多：与肝功能减退、大量腹水有关。

3.有皮肤完整性受损的危险：与营养不良、水肿、瘙痒、长期卧床有关。

4.生活自理能力缺陷（洗漱、进食、如厕、更衣）：与营养不良或大量腹水有关。

5.有感染的危险：与营养不良、机体免疫功能减退、门一体静脉间侧支循环建立有关。

6.焦虑：与担心疾病、经济负担有关。

7.潜在并发症

（1）消化道出血与食管-胃底静脉曲张破裂出血有关。

（2）肝性脑病与肝硬化消化道出血、严重感染、大量利尿剂或放腹水、摄取含氮食物或饮酒、手术、用药不当等因素有关。

（三）健康教育

1.休息与活动指导：在代偿期可参加日常生活工作，适当减少活动，避免劳累，病情加重并合并腹水、食管-胃底静脉曲张、肝性脑病时，应卧床休息，大量腹水者应取半坐卧位。

2.饮食指导：以高热量、高蛋白、高维生素、适当脂肪且易消化的饮食为宜，忌酒，避免进食粗糙、坚硬或辛辣刺激的食物，以防止食管-胃底静脉曲张破裂出血。对病情严重或血氨偏高者，根据病情限制蛋白质的摄入；对于有腹水的患者，应限制水、钠的摄入。

3.用药指导：按医师处方用药，勿擅自加减药物，教会患者观察药物疗效和副作用，学会病情观察，及时识别病情变化、药物副作用，以便及时就诊。

二、药物性肝病

药物性肝病是指某些药物对肝的直接或间接损伤引起的疾病。随着医药工业的迅速发展，国内外新药不断问世，药物性肝病的发病率相应增加。由于药物和（或）其代谢产物引起的肝脏损害。可以发生在以往没有肝病史的健康者或原来就有严重疾病的患者，在使用某种药物后发生程度不同的肝脏损害。目前至少有600多种药物可引起，其表现与人类各种肝病的表现相同，可以表现为肝细胞坏死、胆汁淤积、细胞内微脂滴沉积或慢性肝炎、肝硬化等。

（一）护理措施

1.病情观察：严密观察药物性肝病患者的病情变化，如乏力是否加重，有无食欲缺乏、恶心、呕吐、腹胀、皮肤和巩膜黄染及皮肤黏膜出血，实验室检查（如肝肾功能、凝血酶原活动度等）的变化情况。

2.休息：充足的休息和睡眠可以减轻肝负担，促进肝细胞恢复。应劝导药物性肝病患者卧床休息，待其症状好转，黄疸消退，肝功能改善后逐渐增加活动量，活动以不感到疲劳为宜，同时要保持病房内整洁、安静，营造舒适、轻松的环境。

3.饮食：合理营养是改善恢复肝功能的基本措施，充足合理的营养可以增加机体抵抗力，促进疾病恢复。指导药物性肝病患者进食高热量、高蛋白质、高维生素、易消化的食物，保持大便通畅。对肝功能减退严重者或有肝性脑病先兆者应给予低蛋白饮食；伴有腹水者按病情给予低盐或无盐饮食，伴有糖尿病者应严格控制总热量，并限制甜食；对于食欲缺乏者，要合理调整食谱，从而增加食欲。

4.预防：避免使用容易导致肝损伤的药物，如必须应用时，可与还原性谷胱甘肽及磷脂酰胆碱等药物合用。慢性肝肾疾病患者、营养不良者、老人、超敏感体质者应慎重选择药物和剂量。

（二）护理问题

1.活动无耐力：与肝功能损害有关。

2.焦虑：与疾病本身有关。

3.营养失调：低于机体需要量与食欲缺乏有关。

（三）健康教育

1.严格根据医嘱给药，避免盲目用药。尽量避免应用有肝损伤的药物，如必须使用，应从小剂量开始，密切监测，合用保肝药。

2.避免各种促进或诱发药物性肝损伤的因素，如饮酒、营养不良等。

3.合理饮食，进食高热量、高蛋白质、高维生素、易消化的食物。肝功能减退严重者或有肝昏迷先兆者给予低蛋白饮食，伴有腹水者按病情给予低盐或无盐饮食。

4.如出现乏力、恶心等不适，定期复诊。

三、急性胃炎

急性胃炎是指各种外在和内在因素引起的急性广泛性或局限性的胃黏膜急性炎症。急性单纯性胃炎的症状体征因病因不同而不尽相同，其病因多样，包括急性应激、药物、缺血、胆汁反流和感染等。临床上将急性单纯性胃炎分为急性糜烂性胃炎、急性化脓性胃炎、急性腐蚀性胃炎，以前两种较常见。

（一）护理措施

1.休息与活动：患者应注意休息，减少活动，对急性应激造成者应卧床休息。根据病情及自理能力，协助患者生活护理。同时应做好患者的心理疏导，解除其精神紧张，保证其身心两方面得到充分的休息。

2.定时测量体温、脉搏、血压，观察患者神志变化，并详细记录。

3.饮食护理：协助患者进食，向患者宣教饮食原则，巡视进餐情况。进食应定时、有规律，少量多餐，不可暴饮暴食、饮酒等，避免辛辣、生硬的食物。一般进食营养丰富、少渣、温凉半流质的饮食，急性大出血或呕吐频繁者应禁食，如有少量出血可进食米汤、牛奶等流质食物以中和胃酸，有利于胃黏膜的修复。

4.及时补液，纠正失水及酸中毒，遵医嘱应用抗生素。

5.观察急性出血性糜烂性胃炎，本病以出血为主要表现，多伴有呕吐及黑便，可突发亦可间歇性发作，可在出血 24～48h 内做胃镜明确诊断。患者呕吐时应及时做好清洁，保持床单元的整洁、无异味。

6.严密观察腹痛性质，可给予解痉剂。

7.腐蚀性药物：中毒禁忌洗胃，防止胃穿孔。

8.心理护理：耐心解答患者及其家属提出的相关问题，以消除其紧张情绪。紧张、焦虑还可以影响其食欲及消化能力，而对治疗的信心及情绪稳定则有利于减轻患者症状必要时按医嘱使用镇静剂。

（二）护理问题

1.疼痛：与胃黏膜炎性病变有关。

2.营养失调：低于机体需求量

与消化不良、少量持续出血有关。

3.焦虑：与消化道出血及病情反弹有关。

4.潜在并发症上消化道大量出血。

（三）健康教育

1.休息与活动：生活要有规律，应保持轻松愉快的心情，避免过度劳累。

2.饮食指导：注意饮食卫生，进食应有规律，避免过热、过冷、辛辣的食物及咖啡、浓茶等刺激性饮料，嗜酒者应戒酒，防止酒损伤胃黏膜。

3.用药指导：合理使用对胃黏膜有刺激的药物，使用时应同时服用制酸剂。

4.随访指导：当患者出现呕血、黑便等消化道出血征象时，应及时就诊。

四、消化性溃疡

消化性溃疡主要指发生于胃和十二指肠的慢性溃疡，是一种多发病、常见病。溃疡的形成有各种因素，其中酸性胃液对黏膜的消化作用是溃疡形成的基本因素，因此而得名。酸性胃液接触的任何部位，如食管下段、胃肠吻合术后吻合口、空肠以及具有异位胃黏膜的 Meckel 憩室，绝大多数的溃疡发生于十二指肠和胃，故又称胃十二指肠溃疡。

（一）评估要点

1.临床要点

（1）慢性病程。

（2）反复周期性发作（秋冬季和冬春季）。

（3）节律性上腹部疼痛。

2.症状：上腹部剑突下的钝痛、灼痛、胀痛或剧痛，可有饥饿样不适感。疼痛有节律。胃溃疡疼痛多在餐后0.5～1h出现，至下次餐前消失，十二指肠溃疡疼痛多在餐后2～4h、空腹痛，可在睡前、午夜痛，服碱性药缓解，节律1～2周或更长，不治也可自行缓解，但易复发。

3.X线钡餐造影显示有溃疡龛影，胃镜及活检可确诊。

（二）护理措施

1.保持乐观的情绪、规律的生活，劳逸结合，避免过度的精神紧张，无论在溃疡活动期还是在缓解期都很重要。

2.在溃疡病活动期症状较重时，应卧床休息几日甚至1～2周。卧床期间做好患者的生活护理，协助患者面部清洁、口腔护理、饮食护理。病情较轻者则应鼓励其适当活动，以分散注意力。注意劳逸结合，避免过度劳累。

3.注意患者疼痛的部位、时间、性质及与饮食的关系等，以便区分是胃溃疡还是十二指肠溃疡，及时与医师取得联系。

4.帮助患者认识和去除病因，向患者解释疼痛的原因和机制。避免暴饮暴食和进食刺激性饮食，以免加重对胃黏膜的损伤；对嗜烟酒者，劝其戒除，但应注意突然戒断烟酒可引起焦虑、烦躁，反之也会刺激胃酸分泌，故应制订可行的戒断计划，并督促其执行。

5.指导缓解疼痛，注意观察并了解患者疼痛的规律和特点，并按其疼痛特点指导缓解疼痛的方法。如十二指肠溃疡表现为空腹痛或午夜痛，指导患者在疼痛前或疼痛时进食碱性食物（如苏打饼干），或服用制酸剂，也可采用局部热敷或针灸止痛。

6.饮食指导

（1）进餐方式：指导患者有规律地定时进食，以维持正常消化活动的节律。溃疡活动期，以少量多餐为宜，每天进餐4～5次，避免餐间吃零食和睡前进食，使胃酸分泌有规律。一旦症状得到控制，应尽快恢复正常的饮食规律。饮食不宜过饱，以免胃窦部过度扩张而增加促胃液素的分泌。进餐时注意细嚼慢咽，避免急食，咀嚼时可增加唾液分泌而稀释中和胃酸。

（2）食物选择：选择营养丰富、易消化的食物。除并发出血或症状较重外，一般不必规定特殊食谱。症状较重的患者以面食为主，其含碱能中和胃酸。不习惯面食者则以软米饭或米粥代替。由于蛋白质食物具有中和胃酸的作用，故可适量摄取脱脂牛奶，宜在两餐之间饮用，但牛奶中的钙质吸收有刺激胃酸分泌的作用，故不宜多饮。脂肪摄取应适量。避免食用机械性和化学性刺激性强的食物。机械性刺激强的食物指生、冷、硬，粗纤维多的蔬菜、水果，如洋葱、韭菜、芹菜等。化学性刺激强的食物指浓肉汤、辣椒等。

7.用药护理：严格遵医嘱用药，注意用药后的反应。

（1）抗酸药：如氢氧化铝凝胶，应在饭后用和睡前服用。服用片剂应嚼服，乳剂给药前应充分摇匀。抗酸剂应避免与奶制品同服，因两者相互作用可形成络合物酸性食物和饮料不宜与抗酸药同服。

（2）H_2 受体拮抗剂药物：应在餐中或餐后即刻服用，也可把 1 天的剂量在睡前服用。若需同时服用抗酸药，应间隔 1h 以上。静脉给药时应注意控制速度，速度过快时可引起低血压和心律失常西咪替丁对雄激素受体有亲和力，可导致男性乳腺发育、性功能紊乱，且其主要通过肾排泄，故用药期间应监测肾功能。少数患者可出现头晕、头痛、疲倦、腹泻及皮疹等反应，如出现上述反应，应及时协助医师进行处理。

（3）质子泵抑制剂：奥美拉唑可引起头晕，用药期间应避免开车或做其他必须高度集中注意力的工作。兰索拉唑的副作用包括荨麻疹、皮疹、瘙痒、口苦、肝功能异常等，严重时应停药。泮托拉唑副作用较少，偶尔可引起头痛和腹泻。

8.指导患者及其家属观察大便颜色，警惕因溃疡出血而引起的血便或黑便，同时应注意患者有无头晕、心悸、出冷汗甚至休克等失血表现，一旦出现应及时就医、

9.在季节更换时尤其要提醒患者注意饮食规律，劳逸结合，并保持心情舒畅，以防溃疡复发。

（三）护理问题

1.疼痛：与胃酸刺激有关。

2.营养失调：低于机体需要与摄入量减少、消化吸收障碍有关。

3.焦虑：与溃疡病反复发作有关。

4.潜在并发症

（1）穿孔与溃疡穿透胃肠壁有关。

（2）消化道出血与溃疡浸润血管有关。

（四）健康教育

1.休息与活动：保持乐观的情绪，指导患者规律的生活，劳逸结合，避免过度的精神紧张，提高机体抵抗力，向患者及其家属讲解可引起及加重溃疡病的相关因素。

2.饮食指导：指导患者建立合理的饮食习惯与结构，避免摄入刺激性食物，戒除烟、酒；胃大部分切除术后1年内胃的容量受限，饮食宜少食多餐，营养丰富，定时定量。

3.用药指导：教育患者按医嘱正确服药，学会观察药物疗效及副作用，不随便停药、减量，防止溃疡复发。指导患者慎用或勿用致溃疡药物，如阿司匹林、咖啡因等。当出现呕血、黑便时，应立即就医。

4.随访指导：定期复诊，若出现上腹疼痛节律性发生变化或加剧等症状，应及时就诊。

五、上消化道出血

上消化道出血是指屈氏韧带以上的消化道，包括食管、胃、十二指肠或胰胆等病变引起的出血，胃空肠吻合术后的空肠病变出血亦属这一范围。大量出血是指在数小时内失血量超出1000ml或循环血容量的20%，其临床主要表现为呕血和（或）黑便，往往伴有血容量减少引起的急性周围循环衰竭，是常见的急症，病死率高达8%～13.7%。

（一）护理措施

1.精神上的安静和减少身体活动有利于出血停止。少量出血者应卧床休息。大出血者应绝对卧床，取平卧位并将下肢稍抬高，以保证脑部供血。呕吐时头偏向一侧，防止窒息或误吸，保持呼吸道通畅，给予吸氧。协助患者生活护理，及时清理患者的呕吐物或黑便，以减少不良刺激。随时开窗通风，保持病室空气清新，床单位整洁。

2.迅速建立静脉输液通道，宜选择粗大血管，根据生命体征适当加快补液速度，在心率、血压基本平稳后可减慢速度，以免输液量大而引起肺水肿或再次出血。补液过程中应注意晶体和胶体液的搭配。肝病患者禁用吗啡、巴比妥类药物；宜输新鲜血。备好抢救车、负压吸引器、三腔两囊管等各种抢救仪器。

3.测量生命体征，观察患者神志，嘱其禁食、禁水。有条件者应立即给予床旁心电、血压、血氧监测。认真记录24h出入量。观察出血颜色、出血量及出血时间，并详细记录。

4.进一步明确是否消化道出血，须与鼻出血、吞咽血液、咯血及服用某些药物所致的大便发黑相区别。

5.初步估计出血量：出血量为每日大于10mL时，大便潜血试验可为阳性；出血量为每日50～70mL时，可表现为黑便；出血量为每日1000mL时，临床即出现急性循环衰竭的表现，潜血可持续1周阳性，黑便可持续1～3d。

6.如果需要做内镜下止血或下三腔两囊管或手术治疗，则应做好相应准备。

7.注意保暖，加盖棉被。

8.在出血活动期应禁食、禁水。出血停止3～4d后，可先吃冷流质食物。进食后未再出血，可一步一步过渡，忌饱餐、热饮、坚硬及刺激性食物。溃疡病者应遵循溃疡病饮食原则，肝硬化食管-胃底静脉曲张患者应遵循相应静脉曲张饮食原则。

（二）护理问题

1.组织灌注量改变：与上消化道出血有关。

2.活动无耐力：与失血性周围循环衰竭有关。

3.恐惧：与出血有关。

4.有感染的危险：与肠道内积血有关。

5.生活自理能力缺陷：与失血后头晕、乏力、心悸有关。

6.潜在并发症：

（1）失血性休克与溃疡或食管-胃底静脉曲张破裂出血有关。

（2）肝性脑病与消化道出血后氨中毒有关。

（三）健康教育

1.休息与活动指导：病情严重者应卧床休息并注意保暖，平时生活起居应有规律，避免过度劳累，注意劳逸结合，避免长期精神紧张，保持乐观情绪，保证身心休息。

2.饮食指导：注意饮食规律和饮食卫生，进食易消化、营养丰富的食物，避免暴饮暴食或过度饥饿，避免粗糙、刺激性强的食物，应细嚼慢咽，戒烟戒酒。食管-胃底静脉曲张患者应限制钠盐和蛋白质的摄入，以避免诱发肝性脑病和加重腹水。

3.用药指导：指导患者用药方法，讲解药物作用及副作用，在医师指导下用药，勿擅自更改用药方案。

4.防止出血指导：应帮助患者及其家属掌握有关疾病的病因及诱因、预防、治疗知识，以减少发生再度出血的危险。教会患者及其家属早期识别出血征象及采取紧急措施。

5.随访指导：慢性病者定期门诊随访，有呕血、黑便、上腹不适者，应随时就诊。

六、肝性脑病

肝性脑病（HE）又称肝性昏迷，是由严重肝病引起的、以代谢紊乱为基础的中枢神经系统功能失调的综合征，其主要临床表现是意识障碍、行为失常和昏迷。有急性与慢性脑病之分。

（一）护理措施

1.严密观察病情变化：注意肝性脑病的早期征象，如患者有无冷漠或欣快，理解力和近期记忆力减退，行为异常，以及扑翼样震颤。监测并记录患者血压、脉搏、呼吸、体温及瞳孔变化。

2.加强临床护理，提供心理支持：通知患者家属，并做好患者的生活和安全护理。

加装床栏，烦躁不安的患者应约束其四肢。在患者清醒时向其讲解意识模糊原因，安慰患者，尊重患者人格，切忌嘲笑患者的异常行为。

3.保持病室环境安静整洁，减少不良刺激。

4.饮食：在发病开始数天内，严禁蛋白质的摄入，应以糖类为主，如粥、面条、藕粉等。少量多餐，每日热量不低于2000kcal（8368kj）。但注意禁食蛋白质不宜过久，随病情改善，在患者神志清晰后可给予少量豆浆、牛奶或肉汤、蛋类，同时要密切观察患者神志，监测血氨、电解质、血气等结果。

5.保持静脉管道通畅，供给足够热量，以减少组织蛋白分解。遵医嘱给予降氨药、氨基酸及抗生素治疗。输液过程中应注意心、肺、脑等的情况。

6.肝性脑病并发脑水肿甚至脑疝者，要严密观察神志、双侧瞳孔及生命体征等的变化，并保证能在一定时间内给予足够高渗液降颅压治疗，注意用药后的反应。

7.认真记录护理过程及24h出入量，注意水电解质和酸碱平衡。

8.协助患者保持大便通畅，必要时可使用缓泻剂，以便及时排出肠道内毒素和有害细菌。

9.协助医师给予导泻或灌肠治疗，注意在灌肠时不能使用碱性液体，可使用盐水或白醋灌肠，保持肠道内pH在6以下，以利于氨盐的排出。

10.若患者处于昏迷状态，则按照昏迷护理常规处理。

11.肝性脑病患者若需输血，应尽量用新鲜血，因为库血含氨量随库存时间增加而上升。

（二）护理问题

1.意识障碍：与血氨增高，干扰脑细胞能量代谢和神经传导有关。

2.营养失调：低于机体需要量与限制蛋白摄入有关。

3.有受伤的危险：与患者躁动不安或昏迷有关。

4.排便异常：便秘或腹泻与禁食或肠壁水肿或肠道细菌感染有关。

5.生活自理能力缺陷（进食、如厕、洗漱、更衣）：与肝性脑病神志不清有关。

6.有感染的危险：与长期卧床、营养失调、抵抗力下降有关。

7.潜在并发症

（1）昏迷与肝性脑病氨中毒有关。

（2）水电解质紊乱与肝性脑病患者代谢失调有关。

（3）败血症与机体严重感染有关。

（4）消化道出血与食管-胃底静脉曲张破裂有关。

（三）健康教育

1.介绍肝病及肝性脑病的相关知识及各种诱发因素。

2.告知患者肝性脑病的早期征象。

3.指导合理饮食。

4.告知患者慎用或避免应用的药物。

5.按医嘱用药，掌握药物的主要副作用。

6.定期复诊。

七、炎性肠病

临床上，炎性肠病患者会表现为反复的腹痛、腹泻、黏液血便，甚至出现各种全身并发症如视物模糊、关节疼痛、皮疹等。本病经治疗可好转，也可自行缓解。但多数患者反复发作，迁延不愈，其中相当一部分患者因出现并发症而需要手术治疗。

（一）护理措施

1.在急性期应卧床休息，保持环境安静，避免体力消耗。在缓解期可适当增加活动量。

2.饮食应以高营养、高维生素和易消化为原则，可根据患者情况给予美味可口的饮食，只要体重不再下降、大便次数不再增加即可。若有消化道出血或肠穿孔，则应禁食。

3.有计划地使用患者外周血管，遵医嘱给予静脉高营养及必要的抗感染治疗。在患者情况允许时可给予要素饮食输注血液或血液制品时要严格核对，并密切观察有无过敏反应发生，一旦发生及时处理。

4.监测患者生命体征及体重，观察腹泻次数、性状及腹痛等症状变化，发现问题及时处理。如患者持续高热时，应按高热护理常规护理。

5.做好患者的生活护理，尤其在腹泻次数多时要做好肛周护理，以防频繁腹泻刺激局部皮肤，并注意观察有无肛瘘发生。除便后清洗外，还可每晚用高锰酸钾液坐浴。

6.要遵医嘱服药，尤其在服用肾上腺皮质激素的阶段，不能自行停药或更改剂量。应注意观察激素的副作用。

7.服用水杨酸柳氮磺胺吡啶（SASP）的患者，也不能自行停药或更改剂量，SASP在肠内可分解为5-ASA，即5-氨基水杨酸和磺胺吡啶：5-ASA是SASP的有效成分，具有抑制前列腺素的作用，可减少腹泻。磺胺吡啶主要的副作用有胃肠道症状、白细胞减少、皮疹等，使用时应注意观察。该药应在饭后服用，以减少对胃肠道刺激。

8.对有些患者可以做保留灌肠治疗、灌肠前一定让患者排净大便，灌肠后嘱患者取膝胸位或俯卧位，用枕头垫高臀部15～20min，以保证药液充分流入肠内。灌肠后嘱患者尽量保留药液。频率为每日早晚各1次或每晚1次。

9.对于急性期患者，护士要有随时做好抢救工作的心理准备，一旦有消化道大出血，应能及时处理。若出现肠穿孔，要及时与外科联系，尽早手术治疗。

10.平时要注意观察患者的情绪变化，因为此病迁延不愈、反复发作，易使患者灰心，甚至不配合治疗。护士要做好患者的心理护理，结合患者情况给予卫生宣教，帮助其树立战胜疾病的信心。

（二）护理问题

1.腹泻：与肠内炎症、肠道功能紊乱和肠吸收不良有关。

2.体温过高：与肠道炎症及组织破坏后毒素吸收有关。

3.疼痛：腹痛与肠道炎症、溃疡有关。

4.营养失调：低于机体需要量与肠吸收不良有关。

5.活动无耐力：与腹泻、腹痛及营养不良有关。

6.焦虑：与病情反复迁延不愈有关。

7.潜在并发症

（1）消化道出血与溃疡浸润血管有关。

（2）激素的副作用与长期应用肾上腺皮质激素有关。

八、急性胰腺炎

急性胰腺炎是多种病因导致胰酶在胰腺内被激活后引起胰腺组织自身消化、水肿、出血甚至坏死的炎症反应。临床以急性上腹痛、恶心、呕吐、发热和血胰酶增高等为特点。病变程度轻重不等，轻者以胰腺水肿为主，临床多见，病情常呈自限性，预后良好，又称为轻症急性胰腺炎。少数重者的胰腺出血坏死，常继发感染、腹膜炎和休克等，病死率高，称为重症急性胰腺炎。临床病理常把急性胰腺炎分为水肿型和出血坏死型两种。

（一）护理措施

1.患者应绝对卧床休息，以降低机体代谢率，增加脏器血流量，促进组织修复和体力恢复。协助患者取弯腰屈膝侧卧位，以减轻疼痛。协助患者做好各项生活护理，协助患者床上大小便。周围不要有危险物品，以保证安全。备好各种抢救设备。

2.在急性期禁食禁水，必要时进行胃肠减压，以改善胃肠过度胀气。建立静脉通道，给予胃肠外营养，并给予抗感染、止血、抑酸治疗。向患者家属解释禁食的意义，并做好口腔护理。待急性期过后可先进食少量清淡流食，如米汤、藕粉、杏仁茶等。若无腹痛发热等副作用，则可逐渐增加低脂饮食。

3.监测生命体征及血清淀粉酶（正常值小于 103U/L），观察腹痛、恶心、呕吐、黄疸等症状，给予对症处理。

4.胰腺炎患者的腹痛症状轻重不一，轻者上腹钝痛，能耐受；重者呈绞痛、钻痛或刀割样痛，常呈持续性伴阵发性加剧。出血坏死型可出现全腹痛、压痛和反跳痛。止痛可用地西泮与哌替啶肌内注射。一般止痛剂多无效，不宜应用吗啡。

5.准确记录全天的出入量，包括胃肠减压引流量及呕吐量，并注意观察这些物质的性状。若有出血等异常要及时通知值班医师。

6.监测血液电解质及酸碱平衡情况，尤其应注意血糖变化。

7.注意患者有无抽搐，因为急性胰腺炎者常可伴发低钙血症。必要时给予静脉缓慢注射葡萄糖酸钙。

8.如果患者出现急腹症，应及时通知其家属，征得家属同意并签字后再积极手术治疗。

9.治疗过程中应警惕有无消化道出血、休克、急性呼吸衰竭、急性肾衰竭、循环衰竭等情况，若有应及时对症处理。

10.在护理过程中要观察患者的心理变化，并给予患者安慰和鼓励，帮助患者完成各项检查并能配合治疗。在病情许可的条件下，针对患者的情况进行卫生宣教。

（二）护理问题

1.疼痛：与胰腺组织坏死或感染有关。

2.营养失调：低于机体需要量与禁食有关。

3.体温过高：与急性胰腺组织坏死或感染有关。

4.生活自理能力缺陷（洗漱、如厕、更衣）：与患者禁食水、发热或腹痛等导致的体质虚弱有关。

5.知识缺乏：缺乏有关本病的病因和预防知识。

6.潜在并发症

（1）消化道出血与胰腺炎胃肠穿孔有关。

（2）水电解质紊乱与禁食水及恶心、呕吐或胃肠减压有关。

（3）休克与低血压或呕吐丢失体液或消化道出血有关。

（4）低血糖/高血糖与胰腺炎破坏胰岛细胞有关。

（5）呼吸窘迫综合征与胰腺炎疾病有关。

（三）健康教育

1.帮助患者及其家属了解本病的主要诱因及疾病过程。

2.有胆道疾病、十二指肠疾病患者，应劝导其积极治疗。

3.指导患者及其家属掌握饮食卫生知识，教育患者避免暴饮暴食和酗酒，平时应进食低脂无刺激性的食物，防止复发。

4.出血性坏死型胰腺炎轻症病死率为20%～30%，全胰腺坏死者可达60%～70%。因此，积极预防病因，减少胰腺炎发生是极为重要的。

九、结核性腹膜炎

结核性腹膜炎是由结核杆菌引起的腹膜慢性、弥散性炎症。本病的感染途径可由腹腔内结核直接蔓延或血行播散而来。前者更为常见，如肠结核、肠系膜淋巴结核、输卵管结核等，均可为本病的直接原发病灶。以中青年多见，女性略多于男性，为（1.2～2.0）∶1。女性多于男性可能是盆腔结核逆行感染所致。

（一）护理措施

1.休息：嘱患者应卧床休息，减少活动。

2.发热护理

（1）高热时应卧床休息，减少活动。

（2）给予清淡饮食及补充适当饮料。

（3）提供合适的病室温度及适宜的衣服、被褥。

（4）评估发热的类型及伴随症状。

（5）体温过高时，应根据具体情况选择适宜的降温方式，如温水或乙醇擦浴、冰敷等出汗较多时，应及时更换衣物、被褥，注意保暖，并协助患者翻身，注意皮肤及口腔的清洁与护理。

（6）高热患者、出汗多而进食少者，应遵医嘱补充热量、水分及电解质。

3.饮食与营养

（1）鼓励患者尽量进食，高热量、高蛋白、高维生素饮食，如牛奶、豆浆、鱼、瘦肉、蔬菜、水果等。

（2）协助患者于晨起、餐后、睡前漱口，加强口腔护理，口唇干燥患者应涂抹液状石蜡进行保护。

（3）进食困难患者应遵医嘱给予静脉高营养，如氨基酸、脂肪乳、清蛋白等。

（4）对腹泻明显者，必要时遵医嘱给予止泻剂。

（5）监测体重、血红蛋白的水平。

4.疼痛的护理

（1）观察疼痛的部位、性质及持续的时间。

（2）耐心听取患者对疼痛的主诉，表示关心和理解。

（3）病室安静、舒适，保证充足的睡眠，减轻疼痛。

（4）腹痛的应对方法：教会患者放松的技巧，如深呼吸、全身肌肉放松、自我催眠等。教会患者分散注意力，如与人交谈、听音乐、看报等。适当给予解痉药，如阿托品、东莨菪碱等。腹痛厉害时，应遵医嘱给予相应处理，合并梗阻时行胃肠减压，合并急性穿孔时行外科手术。告知患者在剧烈疼痛时应及时报告医护人员。

5.腹泻护理

（1）监测血清电解质及肝功能的变化。

（2）观察排便的次数、颜色、量、性状及性质。

（3）腹泻严重者应禁食，并观察有无脱水征，遵医嘱补液及止泻剂等。

（4）排便频繁者，每次便后应用软纸擦拭肛门，并用温水清洗干净，以防肛周围皮肤黏膜破溃。

6.腹水护理

（1）大量腹水患者取半坐卧位，使膈肌下降，减轻呼吸困难。

（2）限制钠盐的摄入，每天 3～5g。

（3）严格限制液体的摄入量，每日约 1000mL。

（4）遵医嘱给予利尿剂，注意观察有无低钾的症状，如四肢发软、腹胀等。

（5）遵医嘱给予全身抗结核药物治疗或腹腔内注药，注意观察药物对肝脏的损害，如皮肤、巩膜黄染、厌油腻、食欲减退等。

（6）注意每次放腹水不宜过多，并观察患者的一般情况，如面色、血压、脉搏等。

7.心理护理：给予患者及其家属、同病室的患者讲解本病的基础知识，使其了解本病有无传染性，解除思想顾虑，给患者创造良好的病房环境及家庭社会支持系统。

（二）护理问题

1.体温过高：与结核病毒血症有关。

2.营养失调：低于机体需要量与该病属于慢性消耗性疾病以及舌炎、口角炎进食困难有关。

3.腹泻：与腹膜炎性刺激致肠功能紊乱有关。

4.腹痛：与腹膜炎有关。

5.体液过多（腹水）：与腹膜充血、水肿、浆液纤维蛋白渗出有关。

6.潜在并发症：肠梗阻、腹腔脓肿、肠瘘及肠穿孔。

十、消化道肿瘤

消化道肿瘤是最常见的恶性肿瘤，发病率高，多见于 40～60 岁，男性发病多于女性。

（一）护理措施

1.心理护理给予患者耐心、细致的护理，关心体贴患者，取得患者的信赖。经常与患者交谈，并给患者提供一个安全、舒适和单独的环境，让患者表达悲哀情绪，在患者悲哀时，应表示理解，并维护患者的自尊。以临床上一件成功的病例，鼓励患者重新鼓起生活的勇气，鼓励患者或其家属参与治疗和护理计划的决策制订过程，寻求合适的支持系统，建议单位领导或同事给予患者关心。鼓励患者家属成员进行安慰，必要时陪伴患者。

2.疼痛护理：提供一个安静的环境，给予舒适的体位，保证患者得到足够的休息。观察患者疼痛的部位、性质及持续时间分散患者的注意力，如听音乐、看书看报等。晚期患者遵医嘱给予止痛剂，如盐酸哌替啶等。剧烈疼痛时，应及时报告医师。

3.饮食护理：给予高蛋白、高糖、高维生素及易消化的饮食，并增加食物的色、香、味，增进食欲。让患者了解充足的营养对疾病的支持和恢复有重要作用，并鼓励患者进食。对进食困难者，多采取静脉输入高热量营养液来补充营养，如清蛋白、脂肪乳剂等监测体重、尿量、清蛋白及血红蛋白等值。给予高热量易消化的饮食，避免过冷、过热、粗糙、辛辣食物及刺激性饮料，如浓茶、咖啡等。监测有无出血症状，如黑便、呕血等若患者出现出血症状应安慰患者保持镇静，并及时清理床旁血迹，倾倒呕吐物或排泄物，避免不良刺激，消除紧张情绪。出血量大时，暂予禁食。观察呕血、黑便的性质、颜色、量、次数及出血时间。监测血压、脉搏、呼吸、尿量、血红蛋白值等指标，遵医嘱测定血型、交叉配血，并迅速建立静脉通路输液、输血，以补充血容量，遵医嘱给予制酸剂和止血剂，如奥美拉唑、巴曲酶等。

4.嘱患者减少活动，并充分卧床休息，尤其是在下床活动前或吃饭前，以保存体力。根据患者的需要，把常用的日常用品置于患者容易取放的位置。在患者如厕或外出检查时应有人陪同，并协助其生活护理根据病情与患者共同制订适宜的活动计划，以患者的耐受性为标准，逐渐增加活动量。教会患者对活动反应的自我监测生命体征的变化，有无头晕、眼花、疲乏、昏厥等，有无气促、呼吸困难、胸闷、胸痛、出汗等。

（二）护理问题

1.疼痛：与疾病本身有关。

2.恐惧、焦虑：与对疾病缺乏了解，担忧癌症预后有关。

3.营养失调：低于机体需要量与摄入不足、消耗增加有关。

4.活动无耐力：与术后长时间卧床、禁食有关。

5.知识缺乏：与缺乏相关知识有关。

6.潜在并发症：出血、梗阻。

（三）健康教育

1.强调疾病的治愈要靠术后的长期配合。

2.强调保持乐观态度的重要性，指导患者自我调节情绪。

3.避免过度劳累，注意劳逸结合。

4.宜少食多餐，进食营养丰富的饮食，避免生、冷、刺激性的食物，戒烟、酒。讲解并发症的表现及紧急处理。

5.定期门诊随访，定期检查血常规、肝功能等，注意预防感染。

十一、溃疡性结肠炎

溃疡性结肠炎是一种病因尚不十分清楚的结肠和直肠慢性非特异性炎症性疾病，病变局限于大肠黏膜及黏膜下层。病变多位于乙状结肠和直肠，也可延伸至降结肠，甚至整个结肠。病程漫长，常反复发作。本病见于任何年龄，但 20～30 岁最多见。

（一）护理措施

1.生活起居要有规律，合理安排休息与活动，保证充足的睡眠，劳逸结合，避免过度劳累。大便次数每日超过 5 次或伴有血便者应卧床休息。

2.腹泻严重者遵医嘱禁食，在恢复期食用易消化的高蛋白、高糖、低脂、少渣的半流质饮食。避免生冷、油腻、多纤维素、刺激性的食物，忌烟、酒、辛辣、牛奶和乳制品，平时进食要有规律，少量多餐，不暴饮暴食。

3.观察大便次数、性状及便血情况，必要时留标本送检。应注意腹痛程度，有无里急后重、头晕耳鸣、大汗淋漓等虚脱及低血糖反应。

4.保持病室内清洁，通风良好，及时倾倒排泄物。床铺宜平整、无碎屑，保持肛周围皮肤的清洁干燥，避免皮肤感染及发生压疮。

5.及时准确给药，保留灌肠液体量不超过 200mL，并于晚间便后用细导管插入直肠 15～20cm 缓慢滴入，抬高臀部，合理卧位，以延长药物作用时间。

6.指导患者保持心情舒畅，避免精神刺激，解除各种精神压力，正确对待疾病，增强战胜疾病的信心。

7.指导患者坚持治疗，不随便停药，注意药物的副作用，如出现疲乏、头痛、发热、排便不畅等应及时就诊。长期服用柳氮磺吡啶的患者，应定期复查血常规。

（二）护理问题

1.疼痛：与肠道炎症、溃疡有关。

2.腹泻：与肠道炎症有关。

3.营养失调：低于机体需要量与吸收障碍有关。

4.体温过高：与肠道炎症反应有关。

5.焦虑：与病情反复迁延有关。

（三）健康教育

1.指导患者合理休息，稳定情绪。加强营养，避免多纤维刺激性食物及生冷食物。

2.指导患者识别药物副作用，不轻易更换药或停药，服药期间大量饮水。出现疲乏、头痛、发热、手脚发麻、排尿不畅等应及时就医，以免耽误病情。

第三章　外科护理

第一节　普通外科护理

一、甲状腺疾病

甲状腺分左右两叶，覆盖并附着于甲状软骨下方的器官两侧。中间以峡部相连，有内外两侧被膜包裹。手术时分离甲状腺即在此两层被膜之间进行。

甲状腺的血液供应非常丰富，主要来自两侧的甲状腺上、下动脉。甲状腺有 3 条主要静脉即甲状腺上、中、下静脉。甲状腺的神经支配来自迷走神经，其中喉返神经穿行甲状腺下动脉的分支之间，支配声带运动。喉上神经的内支（感觉支）分布于喉黏膜，外支（运动支）支配环甲肌，与甲状腺上动脉贴近走行，使声带紧张。

甲状腺有合成、贮存和分泌甲状腺素的功能。其主要作用是加快全身细胞的利用氧的效能加速蛋白质、糖类和脂肪的分解。全面增加人体的代谢热量的产生，来促进人体的生长发育，在出生后影响脑与长骨的生长、发育。

（一）护理评估

1.一般评估

生命体征，有无家族史、既往史。

2.专科评估

甲状腺肿物的生长速度、活动度及质地，有无压迫症状，患者是否有情绪急躁，容易激动、失眠、两手颤动、怕热、多汗、食欲亢进，进而体重减轻、消瘦、心悸、胸闷、月经失调等症状。

（二）护理措施

1.术前护理

（1）饮食护理进食高热量、高蛋白、高维生素食物，禁止饮用对中枢神经有兴奋作用的浓茶、咖啡等刺激性饮料。

（2）皮肤的准备：男性患者刮胡须，女性患者发际线剪低。

（3）胃肠道的准备：术前禁食8～12小时，禁水4～6小时。

（4）体位：术前指导患者进行头颈过伸拉的训练，用软枕垫高肩部保持头低位，以适应术中体位。

（5）心理护理

1）讲解手术的必要性，讲解手术的类型及麻醉方式。

2）加强与患者的沟通，了解患者的动态心理变化。多关心患者，耐心聆听患者的主诉，耐心解答患者的问题，建立良好的护患关系，消除紧张情绪打消顾虑，调动社会支持体系，给患者予以协助和鼓励。

3）对于精神过度紧张或失眠者，遵医嘱适当应用镇静药或安眠药。

2.术后护理

（1）甲状腺瘤患者的术后护理：护士在重视术后患者主诉的同时，密切观察生命体征、呼吸、发音和吞咽状况及早发现甲状腺术后的并发症，及时通知医师并配合抢救。呼吸困难和窒息的预防和急救措施具体如下。

1）体位：患者回病室后取平卧位，待血压平稳或全麻清醒后去枕平卧位，以利于呼吸和引流。

2）引流：对手术野放置橡胶片引流管者，护士应告知患者一般引流会持续24～48小时，引流的目的是便于观察切口内出血情况，及时引流切口内的积血，预防术后气管受压。

3）保持呼吸道通畅：避免引流管阻塞导致的颈部积血、积液、压迫气管而引起呼吸不畅，鼓励和协助患者进行深呼吸和有效咳嗽，必要时行雾化吸入，以利于痰液及时排出。

4）急救准备：常规在床旁准备气管切开包和手套，以备急用。

5）急救配合：对因血肿压迫所致呼吸困难或窒息者，须立即配合进行床边抢救，即剪开缝线，敞开伤口，迅速取去血肿，结扎出血的血管。若患者呼吸仍无改善则需行气管切开、吸氧；待病情好转，再送手术室做进一步检查、止血和其他处理。对喉头水肿所致的呼吸困难或窒息者，应即刻遵医嘱应用大剂量激素，如地塞米松 30mg 静脉滴入，若呼吸困难无好转，可行环甲膜穿刺或气管切开。

6）喉返和喉上神经损伤：鼓励术后患者发音，注意有无声调降低或声音嘶哑，以及早发现喉返神经损伤的征象，及早护理。喉上神经内支受损者，因喉部黏膜感觉丧失所导致反射性咳嗽消失，患者在进食，尤其是饮水的时候易发生误咽和呛咳，故要加强对该类患者饮食过程中的观察和护理。

（2）甲状腺危象患者的急救护理：甲状腺危象表现为术后 12～36 小时内出现高热（>39℃），脉快且弱（>120 次/分），烦躁、谵妄，甚至昏迷，常伴有恶心、呕吐。急救护理具体如下。

1）物理或药物降温，必要时可用冬眠药，使其体温维持在 37℃左右。

2）吸氧，持续低流量吸氧减轻组织缺氧。

3）静脉输入大量葡萄糖溶液，降低循环血液中甲状腺素水平。

4）烦躁不安，谵妄者注意患者安全，适当防护，防止外伤。

5）遵医嘱用药，口服复方碘化钾溶液 3～5ml，紧急时用 10%碘化钠溶液 5～10ml 加入 10%葡萄糖 500ml 中静脉滴入，氢化可的松每日 200～400mg 分次静脉滴注；拮抗应激：利舍平 1～2mg 肌内注射或普萘洛尔 5mg 加入 10%葡萄糖 100ml 中滴注，以降低周围组织对儿茶酚胺的反应；镇静药常用苯巴比妥钠 100mg 或冬眠合剂Ⅱ号半量肌内注射 6～8 小时一次，有心力衰竭的患者加用洋地黄制剂。

6）足抽搐：补钙，指导患者口服补钙；症状较重长期不能恢复者，可加服维生素 D。以促进钙在肠道内的吸收。抽搐发作时，立即遵医嘱静脉注射 10%葡萄糖酸钙或氯化钙 10～20ml。

7）提供心理支持减轻恐惧和焦虑促进症状缓解。

（3）甲状腺癌的术后并发症护理

1）出血：术后 48 小时内出现，表现颈部迅速肿大、呼吸困难、烦躁不安，甚至窒息；伤口的渗血或出血。

预防术后出血：适当加压包扎伤口敷料，予以半坐卧位，减轻术后颈部切口张力，避免大声说话剧烈咳嗽，以免伤口裂开出血。术后 6 小时内进食温凉流质、半流质饮食，避免进过热饮食，减少伤口部位充血，并观察患者吞咽过程中有无呛咳、说话时有无嘶哑。观察伤口渗血情况及颈部有无渗血，观察患者呼吸情况，有无呼吸困难。观察患者颈部情况，有无颈部肿大，床旁备气切包，如发生出血应立即剪开缝线，消除积血，必要时送往手术室止血。观察伤口引流管，颜色、性状、质量，并准确记录。

2）呼吸困难和窒息：表现为颈部压迫感、紧缩感或梗阻感。还可以表现为进行性呼吸困难、呼吸费力、烦躁、发绀及气管内痰鸣音。

术后 24～48 小时内严密观察病情变化，每小时监测生命体征，并记录，观察伤口敷料及引流管引流液的情况，尤其注意颈部有无渗血。护士通过密切观察生命体征、呼吸、发音和吞咽状况及早发现有无呼吸困难，及时通知医师、配合抢救。

保持呼吸道通畅，指导患者有效咳嗽、排痰，具体方法：先深吸一口气，然后用手按压伤口处，快速用力将痰咳出，避免剧烈咳嗽致伤口裂开。如痰液黏稠不易排出时给予雾化吸入，协助患者翻身叩背。若发现患者颈部紧缩感和压迫感、呼吸困难、烦躁不安、心动加速、发绀时应立即检查伤口，并及时通知医师，如果是出血引起立即就地松开敷料，剪开缝线，敞开切口，迅速除去血肿，如血肿清除后患者呼吸无改善则应立即实施气管切口，并予以吸氧，待患者情况好转后，再送手术室进一步检查止血和其他处理。术前常规在床旁准备气管切开包和抢救药品。手术后如近期出现呼吸困难，宜先试行插管，插管失败后再做气管切开。

3）喉返神经损伤，可分为暂时性（2/3 的患者）和持久性损伤两种。评估患者有无声音嘶哑、失声，如果症状出现注意给予患者安慰和解释，减轻其恐惧和焦虑，使其积极配合治疗。

4）喉上神经损伤，可引起环甲肌瘫痪，使声带松弛，患者发音变化，常感到发音弱、音调低、无力，缺乏共振，最大音量降低，尤其是喝水时出现呛咳。

5）甲状旁腺功能减退，注意患者安全，医护人员不要用手强力按压患者制止抽搐发作，避免受伤。可出现低血钙，表现为面部、口唇周围及手、足如针刺样感及麻木感或强直感，还可以表现为畏光、复视、焦虑、烦躁不安。严重地手足抽搐。限制含磷较高的食物，如牛奶、瘦肉、蛋类和鱼类等。症状轻者可口服葡萄糖酸钙 2～4g，每日 3 次。抽搐发作时，注意患者安全，医护人员不要用手强力按压患者制止抽搐发作，避免受伤。

（三）健康教育

1.在甲状腺流行的地区推广加碘盐，告知患者碘是甲状腺素合成的必需成分，鼓励进食海带、紫菜等含碘丰富的海产品。

2.用药教育

告知患者甲亢术后继续服药的重要性并督促执行，保证剂量准确。若出现心悸、手足震颤、抽搐等情况及时就诊。

3.伤口拆线后适当进行颈部运动，防止瘢痕挛缩。

4.甲状腺全切除患者需终身服用甲状腺制剂以满足机体对甲状腺素的需要，不能随意自行停药或更改剂量。

5.保持心情舒畅，建立合理的生活作息制度，促进充足睡眠时间，做到劳逸结合及合理搭配饮食。

6.嘱咐患者定时门诊复查。

二、肠梗阻

任何原因引起的肠内容物通过障碍统称肠梗阻。它是常见的外科急腹症之一。有时急性肠梗阻诊断困难，病情发展快，常致患者死亡。目前的死亡率一般为5%～10%，有绞窄性肠梗阻者为10%～20%。水电解质与酸碱平衡失调，以及患者年龄大合并心肺功能不全等常为死亡原因。

（一）护理措施

1.术前护理

（1）饮食：肠梗阻患者应禁食，若梗阻缓解可进流质饮食，忌食产气的甜食和牛奶等。

（2）胃肠减压：胃肠减压期间应观察和记录引流液的色、质、量，若发现有血性液，应考虑有绞窄性肠梗阻的可能。

（3）体位：生命体征稳定可取半坐卧位，可使膈肌下降，减轻腹胀对呼吸循环系统的影响。

（4）呕吐的护理：呕吐时嘱患者坐起或头偏向一侧，及时清除口腔内呕吐物，保持口腔清洁，并观察记录呕吐物的颜色、性状和量。

（5）维持体液平衡：记录出入液量和合理输液。

（6）防治感染和脓毒症：正确、按时应用抗生素。

（7）严密观察病情：定时测量体温、心率、呼吸、血压，观察腹痛、腹胀、呕吐及腹部体征情况。

2.术后护理

（1）观察病情观察患者的生命体征、腹部症状和体征的变化。

（2）体位血压平稳后给予半坐卧位。

（3）饮食禁食，禁食期间给予补液，待肠蠕动恢复并有肛门排气后开始少量流质，进食后若无不适，逐步过渡至半流质饮食。

（4）胃肠减压和腹腔引流管的护理妥善固定引流管，保持引流通畅，观察引流液的颜色、性质及量。

（5）或者病情允许时，鼓励患者早期下床活动，促进肠蠕动恢复，防止肠粘连。

（二）护理问题

1.疼痛

与肠疾病本身及手术切口有关。

2.有体液不足的危险

与呕吐、禁食、胃肠减压等有关。

3.知识缺乏

缺乏相关疾病知识。

4.潜在并发症

肠坏死、腹腔感染、休克。

（三）健康教育

告知患者注意饮食卫生，避免暴饮暴食。

三、胆石症

主要见于成人，女性多于男性，40 岁后发病率随年龄增长而增高。结石为胆固醇结石或以胆固醇为主的混合性结石和黑色胆色素结石。

（一）护理措施

1.术前护理

（1）饮食指导患者选用低脂肪、高蛋白质、高糖饮食。因为脂肪饮食可促进胆囊收缩排出胆汁，会加剧疼痛。

（2）术前用药严重的胆石症发作性疼痛可使用镇痛剂和解痉剂，但应避免使用吗啡，因吗啡有收缩胆总管的作用，可加重病情。

（3）病情观察对于胆石症急性发作患者应注意观察其体温、脉搏、呼吸、血压、尿量及腹痛情况，及时发现有无感染性休克征兆。注意观察患者皮肤有无黄染，粪便颜色变化，以确定有无胆道梗阻。

2.术后护理

（1）症状观察及护理：定时观察患者生命体征的变化，注意有无血压下降、体温升高及尿量减少等全身中毒症状，及时补充液体，保持出入量平衡。

（2）“T”形管护理：胆总管切开放置“T”形管的目的是引流胆汁，使胆管减压：①妥善固定，防扭曲，防脱落；②保持“T”形管无菌，每日更换引流袋，下地活动时引流袋应低于胆囊水平以下，避免胆汁回流；③观察并记录每日胆汁引流量、颜色及性质，防止胆汁淤积引起感染；④拔管：如果“T”形管引流通畅，胆汁色淡黄、清亮、无沉渣且无腹痛、无发热等症状，术后14d可夹闭管道。开始每天2～3h，无不适可逐渐延长时间，直至全日夹管。在此过程要观察患者的情况，有无体温增高、腹痛、恶心、呕吐及黄疸等经“T”形管造影后如显示胆道通畅，则于造影后再引流2～3d，以及时排出造影剂。经引流观察无特殊反应，可拔除“T”形管。

（二）护理问题

1.疼痛

与手术伤口有关。

2.生活自理能力缺陷

与术后放置引流管有关。

3.知识缺乏

缺乏术后饮食保健知识。

（三）健康教育

1.饮食要少油腻，宜高维生素、低脂饮食烹调方式以蒸煮为宜，少吃油炸类的食物：

2.提高抵抗力适当体育锻炼，提高机体抵抗力。

四、腹外疝

腹外疝是腹部外科最常见的疾病之一，其中以腹股沟疝发生率最高，占90%以上，股疝次之，占5%左右。较常见的腹外疝还有切口疝、脐疝、白线疝和造口旁疝等。此外，尚有腰疝等罕见疝。

（一）护理措施

1.术前护理

（1）了解并观察患者有无咳嗽、腹胀、便秘及排尿困难等可能引起腹压增高的病症，指导患者积极接受治疗。吸烟者应在术前两周戒烟，注意保暖，预防受凉感冒，多饮水，多吃蔬菜等粗纤维食物，保持大便通畅。

（2）手术前应放置导尿管或嘱患者排尿，避免术中损伤膀胱。

（3）术前指导患者进行床上排尿训练，避免术后出现尿潴留。

2.术后护理

（1）体位术后平卧，双腿屈曲，膝下垫枕，使腹部松弛，减少伤口的张力。

（2）活动术后不宜过早下床活动，一般应卧床 3～5d，老年患者、巨大疝及复发疝患者应适当延长卧床时间。采用无张力修补术的患者可早期离床活动。

（3）饮食手术中操作未触及肠管者，患者于术后 6～12 小时无恶心、呕吐，可进流食，次日进软食或普食。如涉及肠管，应在恢复肠蠕动（肛门排气）后进流食。渐渐过渡为半流食、普食，应食用易消化、少渣、高营养的食物，避免引起腹胀及便秘。

（4）预防血肿术后一般在伤口处压 1kg 的沙袋 24h 左右，以减少伤口出血。腹股沟疝修补术后的患者，可用绷带托起阴囊 2～3d，以防止或减轻伤口渗出液流入阴囊而引起肿胀。

（5）减少增加腹内压的因素指导患者多做床上活动，预防肺部并发症。在咳嗽、打喷嚏时，要按压伤口，必要时给患者服用镇静剂；保持大便通畅。便秘时，不要骤然用力，应协助使用润肠剂或缓泻剂。

（6）病情观察腹股沟疝手术有可能损伤膀胱而造成术后血尿。发现患者尿色有改变时，应及时留取尿标本送检并通知医师。

（二）健康教育

患者出院后逐渐增加活动量，术后 3 个月患者不要从事重体力劳动或提举重物；

预防感冒及便秘；适当锻炼身体，增强腹部肌肉功能，预防复发。

五、肝肿瘤

肝肿瘤是指发生在肝脏部位的肿瘤病变。肝脏是肿瘤好发部位之一，良性肿瘤较少见，以恶性肿瘤中转移性肿瘤较多。原发性肿瘤可发生于肝细胞索、胆管上皮、血管或其他中胚层组织，转移性肿瘤中多数为转移性癌，少数为转移性肉瘤。

（一）护理措施

1.术前护理

（1）饮食指导：患者选用低脂肪、高蛋白质、丰富维生素、易消化的食物。

（2）术前用药：遵医嘱应用保肝药物、抗生素及止血药物。

（3）嘱患者在床上练习大小便及掌握正确的咳嗽排痰方法。

（4）做好术前指导、心理护理及肠道准备。

2.术后护理

（1）全麻术后护理常规：平卧位、吸氧、观察神志及麻醉后清醒状况，呼吸频率、节律、深浅、氧饱和度，掌握呼吸机性能。

（2）生命体征监测：密切观察呼吸、脉搏、血压以及中心静脉压（CVP）、肺动脉压（PAWP）等血流动力学指标。

（3）各种管道护理妥善固定，保持引流管通畅，防止扭曲、受压，引流袋每日更换，防止感染，注意观察并每小时记录引流液的性质、质量、颜色。

（4）观察伤口渗出情况：渗出多时应报告医师及时更换敷料，并做好记录。

（5）体位：麻醉清醒后可适当抬高床头，术后 24h 内卧床休息，避免剧烈咳嗽。术后 1 周内上身抬高不应超过 45°，2 周后，允许下床活动，卧床期间每 2 小时翻身 1 次，防止压疮发生，每日 2 次下肢的被动活动或按摩，避免静脉血栓形成。

（6）饮食与营养：术后禁食，胃肠减压，待肠蠕动恢复后逐步给予流质、半流质饮食，直至正常饮食，由于患者术后肝功能受影响，易发生低血糖，故禁食期间应从静脉输入葡萄糖液，并可加入适量胰岛素，以及B族维生素、维生素C和保肝药物，术后2周内适量补充清蛋白和血浆，以提高机体抵抗力。

（7）疼痛护理：保持卧位舒适，床单潮湿后及时更换，咳嗽时用手护住伤口处，去除外界因素引起的不适，必要时给予止痛泵或肋间神经封闭止痛，观察止痛药的药效及副作用。

（8）黄疸的观察：应认真准确记录黄疸的程度及变化情况。

（9）出血倾向的观察：注意皮肤有无出血点、出血斑，各种注射后应加强注射部位的按压，防止出血，避免深部肌内注射。

（10）意识状况观察：注意有无肝昏迷征象。

（11）并发症防治：观察患者是否有胃、胆、胰、脾等动脉栓塞而并发上消化道出血及胆囊坏死穿孔等并发症。

（12）拔管护理：拔管后局部加压15min，患者卧床24h，以防腹内压增高而导致出血。

（二）护理问题

1.焦虑

与手术有关。

2.知识缺乏

缺乏手术相关知识。

3.有感染的危险

与腹部伤口、留置尿管有关。

4.有体液不足的危险

与手术、禁食、持续胃肠减压、丢失大量体液有关。

5.潜在并发症

出血、感染、肝性脑病。

六、急腹症

急腹症是指腹腔内、盆腔和腹膜后组织和脏器发生了急剧的病理变化，从而产生以腹部为主要症状和体征，同时伴有全身反应的临床综合征。常见的急腹症包括：急性阑尾炎、溃疡病急性穿孔、急性肠梗阻、急性胆道感染及胆石症、急性胰腺炎、腹部外伤、泌尿系结石及异位妊娠子宫破裂等。

（一）一般护理

1.心理护理

外科急腹症往往发病突然，腹痛较剧烈，且病情发展快，加之患者缺乏思想准备，担心不能得到及时治疗或预后不良，表现出急躁情绪和焦虑。对此类患者，护士应主动热情迎诊，予以关心，向患者解释腹痛的原因，以稳定患者情绪。

2.禁食和胃肠减压

可减少胃肠液积聚，减少消化液自穿孔部位漏出，减轻腹胀，改善胃肠道血供，有利于胃蠕动的恢复，亦有利于麻醉和手术的安全。

3.维持水电解质、酸碱平衡

迅速建立静脉通路，根据医嘱，合理安排输液顺序。

4.吸氧、解热、镇痛

对于有休克或有急性呼吸窘迫综合征（ARDS）倾向的患者须予以吸氧；对已明确诊断，应用止痛剂缓解疼痛，伴有高热的患者，可用药物或物理方法降温，以减少患者的不适。

5.加强病情观察并做记录

密切观察患者的体温、心率、呼吸、血压及腹部体征的变化。

6.体位

盆腔腹膜吸收毒素的能力相对较弱，置患者于半坐卧位可使腹腔内炎性渗液、血液或漏出物积聚并局限于盆腔，减轻全身中毒症状，并有利于积液或脓液的引流。但危重、休克患者应取头低足高位。

7.营养支持

诊断明确，拟行非手术治疗的患者，若病情及治疗许可，可给予易消化的清淡饮食；随病情好转，逐步恢复正常饮食。拟手术治疗或禁食、胃肠减压，估计7d以上不能恢复正常饮食的患者，尤其是一些年老、体弱、低蛋白血症和手术可能发生并发症的高危患者，应积极提供肠外营养支持。

（二）健康教育

1.养成健康的生活习惯，避免暴饮暴食，注意饮食卫生。

2.合理安排休息活动，保持精神愉快，促进康复。

3.指导患者及家属学会疾病的基本保健知识，预防并发症的发生，如有不适应及时返院。

七、急性胰腺炎

急性胰腺炎是多种病因导致胰酶在胰腺内被激活后引起胰腺组织自身消化、水肿、出血甚至坏死的炎症反应。临床以急性上腹痛、恶心、呕吐、发热和血胰酶增高等为特点。病变程度轻重不等，轻者以胰腺水肿为主，临床多见，病情常呈自限性，预后良好，又称为轻症急性胰腺炎。少数重者的胰腺出血坏死，常继发感染、腹膜炎和休克等，病死率高，亦称为重症急性胰腺炎。临床病理常把急性胰腺炎分为水肿型和出血坏死型两种。

（一）评估要点

1.原因与诱因

1）梗阻因素：胆总管下端结石嵌顿，胆道蛔虫症。

2）酒精中毒：酒精引起奥迪括约肌痉挛。

3）饮食因素：暴饮、暴食刺激胰腺大量分泌。

4）其他：感染、外伤和手术损伤。

2.症状和体征

全上腹持续剧烈疼痛伴有阵发性加重，恶心、呕吐、发热、腹胀、黄疸、休克及皮下瘀血斑。

（二）护理措施

1.监测患者生命体征及血淀粉酶、血常规、血液电解质，观察有无全身并发症。

2.疼痛时遵医嘱给予镇痛解痉剂并指导患者取前倾座位。

3.减少胰腺分泌：

1）禁食、禁水，因食物能促使胃及十二指肠蠕动，刺激胰腺外分泌增加；

2）胃肠减压，减少胃酸进入小肠内刺激胰腺外分泌；

3）应用抑制胃酸分泌的药物；

4）控制感染，加强口腔护理，必要时遵医嘱应用抗生素。

4.预防中毒性休克

密切监测患者生命体征的同时，及时发现病情变化，迅速补液，补充电解质，纠正酸碱平衡，纠正低血容量性休克。

5.并发症的护理

术后可能出现的并发症有出血、感染、胰瘘。

（三）护理问题

1.疼痛

与胰腺炎有关。

2.潜在并发症

（1）出血：与胰液刺激腐蚀周围血管有关。

（2）感染：与急性腹膜炎有关。

3.有体液不足的危险

与炎性产生、出血、呕吐、禁食等有关。

4.知识缺乏

缺乏相关疾病防治及康复的知识。

（四）健康教育

1.向患者及家属讲解合理饮食的重要性，忌油腻，暴饮暴食。

2.向患者及家属讲解并发症有关知识。如有高糖血症，应口服降糖药或注射胰岛素。

3.定期随访。

八、阑尾炎

阑尾炎是因多种因素而形成的炎性改变，为外科常见病，以青年最为多见，男性多于女性。临床上急性阑尾炎较为常见，各年龄段及妊娠期女性均可发病。慢性阑尾炎较为少见。

（一）护理措施

1.术前护理

（1）心理护理：了解患者及其家属的心理反应，做好解释安慰工作，稳定患者的情绪，向患者及其家属介绍有关急性阑尾炎的知识，使之积极配合治疗和护理。

（2）加强病情的观察：定时测量体温、心率、呼吸和血压；加强巡视，观察患者的腹部症状和体征，尤其注意腹痛的变化；禁用镇静止痛剂，以免掩盖病情。

（3）避免增加肠内压力疾病：观察期间，患者禁食、输液，应用抗生素；禁服泻药及灌肠，以免肠蠕动加快，增加肠内压力，导致阑尾穿孔或炎症扩散。

2.术后护理

（1）密切监测生命体征及病情变化：定时测量体温、心率、呼吸、血压；注意倾听患者主诉，观察患者腹部体征的变化。

（2）体位：患者全麻术后清醒或硬膜外麻醉平卧 6h 后，血压、脉搏平稳者，改为半坐卧位，以减少腹壁张力，减轻切口疼痛，有利于呼吸和引流。

（3）切口和引流管的护理：保持切口敷料清洁、干燥；保持引流管通畅，观察引流液的颜色、性质及量。

（4）饮食：患者术后禁食，经静脉补液，待肠蠕动恢复，肛门排气后，逐步恢复饮食。

（5）抗生素的应用：术后应用有效抗生素，控制感染，防止并发症发生。

（6）活动：鼓励患者术后要床上翻身，活动肢体，待麻醉反应消失后即下床活动，以促进肠蠕动恢复，减少肠粘连的发生。

（二）健康教育

1.养成健康的生活习惯，避免暴饮暴食，注意饮食卫生。

2.合理安排休息活动，保持精神愉快，促进康复。

3.指导患者及家属学会疾病的基本保健知识，预防并发症的发生，如有不适应及时返院。

九、门静脉高压症

门静脉高压是一组由门静脉压力持久增高引起的综合征。大多数由肝硬化引起，少数继发于门静脉主干或肝静脉梗阻以及原因不明的其他因素。当门静脉血不能顺利通过肝脏回流入下腔静脉就会引起门静脉压力增高。表现为门一体静脉间交通支开放，大量门静脉血在未进入肝脏前就直接经交通支进入体循环，从而出现腹壁和食管静脉扩张、脾脏大和脾功能亢进、肝功能失代偿和腹水等。最为严重的是食管和胃连接处的静脉扩张，一旦破裂就会引起严重的急性上消化道出血甚至危及生命。

（一）护理措施

1.术前护理

（1）饮食：帮助并指导患者进食高热能、低蛋白质、多维生素的少渣饮食，这有助于减少氨的吸收及对肝功能的损伤；避免进食粗硬、油炸及有刺激性的食物，防止损伤食管-胃底曲张静脉而引起大出血。禁烟、酒，少喝咖啡和浓茶。

（2）避免引起腹压升高的因素：如剧烈咳嗽、打喷嚏、便秘、用力排便等，以免引起腹压升高而诱发曲张静脉破裂出血。

（3）肠道准备：碱性溶液可促进氨的吸收，加重病情，故肠道准备时禁用肥皂水灌肠。可口服 50%的硫酸镁或使用生理盐水灌肠清洁肠道。术前放置胃管要轻柔，选用细管，多涂润滑油，以免引起出血。

（4）严重腹水患者，在使用利尿剂的同时，密切监测水电解质情况及 24h 尿量。

（5）加强营养，纠正贫血，改善凝血功能，保护肝。

2.术后护理

（1）病情观察密切观察患者神志、血压、脉搏变化，胃肠减压引流和腹腔引流液的性状与量，若引流出新鲜血液量较多，应考虑是否发生内出血。

（2）卧位与活动：分流术后 48h 内患者取平卧位或 15°低坡卧位，2～3d 后改半坐卧位，避免过多活动，翻身时动作须轻柔，手术后不宜过早下床活动，一般需要卧床 1 周，以防止血管吻合口破裂出血。

（3）饮食：指导患者从流质饮食开始逐步过渡到正常饮食，保证热量供给，分流术后患者应限制蛋白质和肉类摄入，忌食粗糙和过热食物，禁烟酒。

（4）正确记录出入量注意水电解质平衡：对使用利尿剂的患者，应监测血钾及血钠，防止发生低钾和低钠血症。观察患者的尿量，以了解肾功能情况，防止肝肾综合征。

（5）并发症的观察及护理：①出血：患者肝功能障碍，凝血功能差，极易引起出血。要密切观察患者的生命体征、尿量及腹腔引流量，观察有无出血倾向。②血栓：观察患者有无急性腹痛、腹胀及腹膜刺激征，及时发现有无肠系膜血管栓塞或血栓形成。③肝昏迷：门静脉高压分流术致使大部分门静脉血流转流至腔静脉，来自肠道血液的代谢产物不经过肝脏解毒直接进入体循环，引起肝昏迷。因此，术后要观察患者意识情况，少用或不用吗啡类药物，慎用安眠药；监测体温变化。及时给予抗生素，预防感染，减少诱发肝昏迷的因素。

（二）健康教育

1.患者应牢记饮食原则，宜进食新鲜、易消化、多维生素、多糖的食物，适量食用蛋白质及脂肪类食物，忌烟酒，忌过饱。

2.患者应继续保肝治疗，不要服用对肝有毒的药物。

3.患者生活要有规律，劳逸结合，自我监测有无出血现象，发现异常应及时就诊。

十、结肠癌、直肠癌

直肠癌病因尚不明确，可能与肠内息肉、炎症刺激、饮食习惯及遗传因素有关。主要临床表现为便血、排便习惯改变、腹痛、腹胀及粪便变形变细，晚期可出现贫血及消瘦等症状。如侵犯膀胱，可有排尿不畅；如肝转移，则有肝大、腹水及黄疸等症状。

（一）评估要点

1.病因

尚不完全清楚，一般认为与高脂肪、低纤维素饮食、家族性腺瘤和息肉、慢性溃疡性结肠炎等有关。

2.症状及体征

（1）结肠癌：排便习惯与粪便性状改变，腹部持续性隐痛，腹部有结节状肿块。晚期患者出现肠梗阻症状，可出现贫血、低热等体征。

（2）直肠癌：直肠癌早期无明显症状，当癌肿发展为溃疡或感染时，才出现症状。可有排便不适、不尽感，有脓血便、腹胀且阵发性腹痛、肠鸣音亢进、大便困难。

（二）护理措施

1.术前护理

（1）心理护理：大多数直肠癌根治术患者腹部带有永久性人工肛门，患者对此顾虑重重，情绪低落。应给予健康指导，消除其思想顾虑，减轻心理负担，树立信心，配合治疗。

（2）加强营养：术前应多给予高蛋白、高热量、丰富维生素、易消化的少渣饮食，必要时，少量多次输血，以纠正贫血和低蛋白血症。

（3）肠道准备：充分的肠道准备非常重要，可以增加手术的成功率和安全度。具体步骤为：①术前 3 天服用肠道准备药物——抗生素和泻药，年老体弱者可服用液状石蜡 50mL，每天 2 次，以抑制肠道细菌、预防术后感染和有效的清洁肠道；②术前 1 天禁食，遵医嘱补液，根据患者情况进行肠道准备，如无梗阻可行全消化道灌洗。如有梗阻行清洁灌肠。注意肠道准备过程中患者的情况，防止患者虚脱。

（4）手术日晨留置胃管和尿管。

2.术后护理

（1）密切观察病情变化：直肠癌根治术创面较大，出血较多，要注意伤口渗出及引流情况，必要时给予心电监测，及时发现出血现象。

（2）体位：病情平稳者，可改半坐卧位，以利腹腔引流。

（3）饮食：禁食，胃肠减压期间由静脉补充水和电解质。2～3d 后肛门排气或结肠造口开放后即可拔除胃肠减压，进流质饮食；若无副作用，改为半流质饮食。术后 1 周可进少渣饮食，2 周左右可进普食应给予高热量、高蛋白、丰富维生素、低渣的食物。

（4）腹腔引流管的护理：保持骶前引流管通畅观察记录引流液的颜色、性质及量。

（5）预防伤口感染：保持床单元清洁，如有污染，及时更换。结肠造瘘口与伤口之间，用塑料薄膜妥善隔开肛门部切口可用稀释络合碘或高锰酸钾溶液（1∶5000）坐浴。

（6）结肠造瘘护理：结肠造瘘开放后，要指导患者学会自我护理。①皮肤护理：每日 2 次用清水洗净造瘘口周围皮肤，涂抹氧化锌膏或造口粉，防止皮肤红肿、破溃，保持皮肤的完整性。②假肛袋的使用：要准备几个交替使用（有条件可使用一次性假肛袋）要注意及时清理，避免感染和臭气；掌握正确的换袋方法。③掌握适当的活动强度，避免增加腹压，引起肠黏膜脱落。④症状观察：结肠造瘘常见的并发症有瘘口狭窄、造瘘肠端坏死、瘘口肠管回缩及瘘口水肿，要注意观察粪便量及形态、瘘口形态及变化，发现异常及时处理。

（7）导尿管护理：为防止术中输尿管及膀胱损伤，防止直肠切除术后膀胱后倾所致的尿潴留，术前留置导尿管，做好尿管护理，每日消毒尿道口，保持会阴部清洁。拔管前应先夹闭尿管，定时开放，训练膀胱张力，膀胱功能恢复后方可拔管。

（三）健康教育

1.出院后进食要有规律

应选用易消化的少渣食物，避免过稀和粗纤维较多的食物。以豆制品、蛋类、鱼类为好。水果和蔬菜易使粪便变稀及次数增多，可食用菜汤和果汁。

2.锻炼每日定时排便，逐渐养成有规律的排便习惯。

3.患者要自我监测，发现人工肛门狭窄或排便困难，应及时就诊。

4.解除患者焦虑，讲解疾病特点及如何自行护理人工肛门。

5.合理膳食，并讲解化学治疗、放射线治疗有关事项。

十一、胃癌

胃癌在我国各种恶性肿瘤中居首位，胃癌发病有明显的地域性差别，在我国的西北地区与东部沿海地区胃癌发病率比南方地区明显要高。常见年龄在 50 岁以上，男女发病率之比为 2∶1。胃癌的预后与胃癌的病理分期、部位、组织类型、生物学行为以及治疗措施有关。

（一）护理措施

1.术前护理

（1）心理护理：向患者耐心解释，安慰和鼓励，解释胃癌手术的必要性和可治性。用实例说明手术的效果，解除患者的顾虑，消除其悲观情绪，增强患者对治疗的信心，积极配合治疗和护理。

（2）增强营养的摄入量：因患者进食后常有胃部饱胀感及疼痛，患者常食欲缺乏，进食量过少。协助不能自理的患者进食，给予饮食指导。宜进低脂、高蛋白、新鲜易消化的食物，少食多餐。如患者进食量过少，可给予静脉输液或肠内营养。

（3）洗胃：幽门梗阻患者术前 3 天用生理盐水洗胃，以减轻胃壁水肿。

（4）用药：按时应用减少胃酸分泌、解痉及抗酸的药物，观察药物疗效。

（5）其他：术晨放置胃管，防止麻醉及手术过程中呕吐，便于术中操作，减少手术时腹腔污染。术前 1 天准备同一般外科护理常规。

2.术后护理

（1）病情观察：观察患者的脉搏、呼吸、神志、肤色、尿量、切口渗液情况。

（2）体位：术后取平卧位，血压平稳后可取低半坐卧位，以减轻腹部切口张力，减轻疼痛，以利于呼吸和循环。

（3）胃管的护理：胃管要固定牢固，严防脱出。保持胃管通畅，每日用生理盐水冲洗胃管 4 次，每次不超过 10mL，冲洗胃管时动作要轻，胃管不通时及时通知医师。要注意观察胃液的颜色、性质和量。并准确记录 24h 胃液的量。术后 3～4 天，胃肠引流液量减少，肠蠕动恢复后即可拔除胃管。

（4）并发症的观察

1）出血：术后 24 小时胃液量一般不超过 600mL，呈咖啡色或黯红色。如胃管内每小时胃液量超过 150mL，颜色呈鲜红色，应考虑出血，应通知医生并立即建立两条静脉通路，给予心电监测、配血。

2）梗阻：患者进食后腹胀、恶心、呕吐，24h 内无排气，提示患者有肠梗阻，应立即嘱患者禁食并通知医师。

3）倾倒综合征：患者于进食时或进食后 5～30min 出现上腹饱胀、心悸、出汗、头晕、恶心、呕吐等症状，可持续 15～30min，平卧 15～30min 后，症状可逐渐减轻或消失。这是由于吻合口过大，食物排空过快，高渗食物进入空肠，吸入大量细胞外液和刺激腹腔神经丛所致，应嘱患者少食多餐，饭后平卧 30min，饮食以高蛋白质、高脂和低糖为主，不吃过甜、过咸、过浓的食物，多数可在 1～2 年内自行减轻或消失。

（5）饮食护理：术后待肛门排气后拔除胃管，拔管当天给少量饮水，每次1～2汤匙，1～2h/1次；第2天给半量流食，每次50～100mL，2h/1次；第3天给全量流食，每次100～200mL，第4天可进半流质饮食，第10～14天可进软食。术后1个月内应少食多餐，禁食酸辣和粗纤维食物。

（6）活动：鼓励患者术后早期活动。早期活动可促进肠蠕动，预防肠粘连，促进呼吸和血液循环，减少并发症。

（7）患者卧床期间做好生活护理：协助患者洗脸洗脚，病情许可时洗头擦澡，满足患者生理需求。

（8）镇痛术后患者有不同程度的疼痛，适当应用止痛药物。

（9）输液应用抗生素，禁食期间应静脉补充液体，提供患者所需电解质和营养素，并应用抗生素预防感染。

（二）护理问题

1.疼痛

与术后伤口有关。

2.恐惧/焦虑

与对疾病缺乏了解，担忧癌症预后有关。

3.生活自理能力缺陷

与术后留置引流管有关。

4.活动无耐力

与术后长时间卧床，禁食有关。

5.潜在并发症

出血、梗阻、倾倒综合征。

6.知识缺乏

缺乏术后饮食知识。

十二、胰腺癌

胰腺癌是一种恶性程度很高，诊断和治疗都很困难的消化道恶性肿瘤，约 90%为起源于腺管上皮的导管腺癌。其发病率和死亡率近年来明显上升。5 年生存率<1%，是预后最差的恶性肿瘤之一。胰腺癌早期的确诊率不高，手术死亡率较高，而治愈率很低。本病发病率男性高于女性，男女之比为（1.5～2）∶1，男性患者远较绝经前的女性多见，绝经后女性的发病率与男性相仿。

（一）护理措施

1.术前护理

（1）改善营养状况：体弱、贫血或低蛋白血症的患者，多次少量输新鲜血液制品，进高蛋白质、高热量食物。胃肠道反应严重的患者可静脉给予高营养，补充蛋白质或留置鼻饲管（经鼻至十二指肠或空肠）给予胃肠内营养。胃肠内营养可给予营养素或回输胰液、胆汁等引流液，并根据患者情况给予适宜的浓度和温度，以利于患者对脂类的吸收。术前改善患者的营养状态，对降低术后并发症有重要的作用

（2）增强凝血功能：梗阻性黄疸患者，因胰胆管阻塞影响脂类食物的消化、吸收，致维生素 K 及依赖维生素 K 的一些凝血因子缺乏；长期胆管梗阻所致的肝功能损害，亦可导致其他不依赖维生素 K 的凝血因子缺乏，容易发生纤维蛋白溶解现象，使手术野广泛出血。故术前应注射维生素 K 和保肝治疗，改善肝功能。

（3）经皮经肝胆道置管引流（PTCD）管护理：详见 PTCD 检查后护理。

（4）控制血糖：对合并高血糖者，应调节胰岛素用量。

（5）皮肤护理：黄疸患者皮肤瘙痒，指导患者不要搔抓，勤洗澡勤更衣。

（6）心理护理：保持乐观的情绪和松弛的状态有利于手术的成功。

（7）疼痛护理：对于疼痛剧烈的胰腺癌患者，及时给予有效的镇痛剂止痛，并教会患者应用各种非药物止痛的方法。

2.术后护理

（1）体位：见外科一般护理常规，早期半坐卧位有利于患者的呼吸及引流。

（2）密切监测生命体征：给予吸氧，心电、血氧、血压监测，观察体温、心率、呼吸、血压变化以及神志、精神状态。监测血糖，以了解胰腺的内分泌功能。

（3）妥善固定并观察引流管：胃管、胰肠引流管、胆肠引流管、FTCD管和胰支架管。嘱患者翻身时保护好各种引流管，防止脱出及打折。保证胃肠减压的有效性，避免胃酸通过体液因子刺激胰腺分泌，引流管位置要低于引流管皮肤出口处。观察引流液的颜色、性质并记录24h量，如有异常，应及时通知医师并给予相应处理。

（4）营养：胰腺癌患者由于术前营养状况较差，术后禁食时间较长，各种引流较多，患者体液丢失较多。要保证静脉通畅，及时补充营养物质，维持正常的出入量，保证水和电解质的平衡。

（5）活动：术后第1天，可鼓励患者坐起及在床上活动。术后第2天可鼓励患者床边活动。以促进胃肠功能恢复，尽快排气，预防肠粘连及肺部感染。

（6）常见并发症的观察

1）出血：由于胰液消化腐蚀手术区血管或患者凝血机制改变，可导致大出血。发现患者血性引流液引出较多或心率、血压有变化时，应及时给予止血处理。

2）胰腺炎：查血淀粉酶和胰液淀粉酶，有异常时及时处理。

3）胰瘘：术后1周左右发生，表现为上腹部突然剧烈疼痛或持续性胀痛、发热、腹膜刺激征（+）胰液从引流管里流出，引流液淀粉酶明显升高。胰瘘发生后应保持引流管通畅，保护好引流管周围皮肤，经常换药，保持干燥，防止因胰液外渗引起皮肤糜烂。遵医嘱给患者输注抑制胰腺分泌的药物，以争取最佳疗效。

4）胆汁性腹膜炎：发热、腹膜刺激征（+），引流液为胆汁样液体。

5）胃排空障碍：患者术后7天仍不排气，每日胃液量大于500mL，称胃排空障碍。可经胃镜或上消化道造影明确诊断，应给予胃肠减压，营养支持，并使用促进胃肠动力的药物、理疗等处理方法。胃排空障碍的患者心理负担较重，应给予心理支持。

6）胰腺假性囊肿：多由于炎性渗出物不能吸收而外溢，周围被增生的纤维组织包裹而成。囊肿成熟后可手术治疗。

3.做好基础护理

患者禁食期间做好口腔护理，保持口腔湿润；同时每晚给予会阴部冲洗、泡脚，使患者处于舒适体位。

（二）健康教育

1.讲解与疾病有关知识，告知患者出现疼痛的原因，介绍帮助缓解疼痛的方法。

2.介绍手术环境、程序、术中配合方法、术后常见不适与并发症的预防措施、术后护理配合方法等。

3.讲解黄疸出现的原因及其对皮肤的影响，告知患者不能用力搔抓皮肤的原因，介绍皮肤自我保护方法。

4.告知凝血机制障碍的原因，嘱注意自我防护避免外伤等。

5.讲解情绪与健康的关系，嘱保持情绪稳定，适当休息与锻炼。

6.介绍进一步治疗（放、化疗等）的意义、方法、疗效、常见不适与并发症的预防、所需费用等信息。

7.鼓励坚持治疗，定期随访，发现异常征象及时就诊。

8.戒烟、戒酒。

9.定期化疗。

10.高蛋白质、高维生素、易消化、无刺激性的饮食，忌暴饮暴食。

十三、乳腺良性肿瘤

乳腺良性肿瘤多发于青年女性，大多为无痛性肿物，多在无意中发现。初期较小，但生长较快，呈圆形或卵圆形，边界清晰，多较隆突，扁平者较少，表面不甚光滑，细触之为小结节状，有些呈明显分叶状，中度硬，多无压痛，可自由推动。主要可以分为乳腺纤维腺瘤、乳腺导管内乳头状瘤、乳腺脂肪瘤、乳腺平滑肌瘤、乳腺错构瘤、乳腺神经纤维瘤和乳腺血管瘤等。

（一）护理措施

1.术前护理

（1）心理护理：对手术及术后、预后的恐惧，患者会表现出紧张焦虑的心理状态，给予心理疏导，减轻心理恐惧。

（2）术前准备

1）皮肤准备：目的是彻底清洁皮肤，避免手术后伤口感染而影响愈合。协助患者剪指（趾）甲，手术前 1 天剃去患者腋下及乳腺处的毛发，清洁皮肤。指导患者全身沐浴、洗头，备皮前应先检查手术区皮肤是否完整，有无皮疹、破溃、感染等，备皮动作要轻，避免刮伤皮肤，同时要注意勿使患者受凉。

2）药物过敏试验：手术前 1～3 天根据术中及术后可能使用的药物做好药物过敏试验并记录。过敏试验阳性应在病历上做醒目标记，并通知主管医师。

3）胃肠道准备：术前 12 小时禁食，4～6 小时禁水，防止麻醉或手术过程中呕吐物误吸入气管而引起窒息或吸入性肺炎。

4）饮食术前 1 天晚餐嘱患者进清淡饮食，手术前晚 12 小时禁食，4～6 小时禁水。

5）病情观察：每日 4 次测体温、脉搏、呼吸，注意观察病情变化如有发热、上呼吸道感染症状、手术区域皮肤化脓感染、女患者月经来潮等应及时与主管医师联系。

6）保证休息：要保持病室安静、各项治疗操作动作轻柔，为患者创造良好的休息睡眠环境，必要时可遵医嘱应用镇静药。

2.术后护理

（1）体位：全麻清醒后取去枕平卧，未清醒时将其头偏向一侧。6h 后如患者生命体征平稳可取半坐卧位，以利于呼吸和引流。

（2）饮食：6h 后，如无恶心、呕吐等麻醉反应可进高蛋白高维生素的饮食，利于伤口愈合。

（3）伤口护理：定时观察切口敷料，观察是否有出血及不正常的分泌物，敷料被浸湿时要注意其颜色、性质及渗出液的量，及时更换并做好记录，防止引流管道打折。

（4）术后化疗：为了预防术后感染，应给予抗菌、补液药物；为了促进伤口愈合，应进行超声波治疗；为了预防肺部感染，应进行雾化吸入等。

（二）健康教育

指导患者术侧肢体避免过度活动，以免引起脂肪液化。

十四、乳腺癌

女性乳腺是由皮肤、纤维组织、乳腮腺体和脂肪组成的，乳腺癌是发生在乳腮腺上皮组织的恶性肿瘤。乳腺癌中99%发生在女性，男性仅占1%。

乳腺并不是维持人体生命活动的重要器官，原位乳腺癌并不致命；但由于乳腺癌细胞丧失了正常细胞的特性，细胞之间连接松散，容易脱落。癌细胞一旦脱落，游离的癌细胞可以随血液或淋巴液播散全身，形成转移，危及生命。目前乳腺癌已成为威胁女性身心健康的常见肿瘤。

全球乳腺癌发病率自20世纪70年代末开始一直呈上升趋势。中国不是乳腺癌的高发国家，但也不宜乐观。近年来，我国乳腺癌发病率的增长速度高出高发国家1～2个百分点。据国家癌症中心和卫生部疾病预防控制局2012年公布的2009年乳腺癌发病数据显示：全国肿瘤登记地区乳腺癌发病率位居女性恶性肿瘤的第1位，女性乳腺癌发病率（粗率）全国合计为42.55/10万，城市为51.91/10万，农村为23.12/10万。乳腺癌已成为当前社会的重大公共卫生问题。自20世纪90年代全球乳腺癌死亡率呈现出下降趋势；究其原因，一是乳腺癌筛查工作的开展，使早期病例的比例增加；二是乳腺癌综合治疗的开展，提高了疗效。乳腺癌已成为疗效最佳的实体肿瘤之一。

（一）护理措施

1.术前护理

（1）心理护理：乳腺癌患者及其家属均有不同程度的顾虑，担心手术治疗的效果及预后，使患者接受手术可能造成的形体改变，介绍有关整形，弥补缺陷的方法。患者本人因担心手术后在美观与外表方面影响生活质量，因此护士应多关心、体贴患者，耐心倾听患者诉说，了解患者心理、家庭、夫妻、感情变化，从语言、态度、行为上关心和疏导患者。对心理素质好，了解自己病情的患者，向其介绍乳腺癌相关知识，治愈率、手术成功率及正常的生活方面信息，这对治疗乳腺癌的患者起着十分重要的作用。

（2）有乳头溢液或局部穿刺者，应及时换药，保持局部清洁。

（3）术前准备。

1）皮肤准备：目的是彻底清洁皮肤，避免手术后伤口感染而影响愈合。协助患者剪指（趾）甲，手术前 1 天剃去患者腋下及乳腺处的毛发，清洁皮肤。指导患者全身沐浴、洗头。备皮前应先检查手术区皮肤是否完整，有无皮疹、破溃、感染等，备皮动作要轻，避免刮伤皮肤，同时要注意勿使患者受凉。

2）药物过敏试验：手术前 1～3 天根据术中及术后可能使用的药物做好药物过敏试验并记录。过敏试验阳性应在病历上做醒目标记，并通知主管医师。

3）胃肠道准备：术前 12 小时禁食，4～6 小时禁水，防止麻醉或手术过程中呕吐物误吸入气管引起窒息或吸入性肺炎。

4）饮食：术前 1 天晚餐嘱患者进清淡饮食，手术前晚 12 小时禁食，4～6 小时禁水。

5）病情观察：每日 4 次测体温、脉搏、呼吸，注意观察病情变化，如有发热、上呼吸道感染症状、手术区域皮肤化脓感染、女性患者月经来潮等应及时与主管医师联系。

6）保证休息：要保持病室安静、各项治疗操作动作轻柔，为患者创造良好的休息睡眠环境，必要时可遵医嘱应用镇静药。

2.术后护理

（1）体位护理：患者术后 6 小时后生命体征平稳可取半坐卧位，以利于呼吸和引流。

（2）饮食护理：应根据患者消化功能，恢复情况而定，手术后 6 小时可以饮少量，

1～2d 进流食，以后逐渐恢复普通饮食，原则上增加高热量、高蛋白饮食，以维生素类为主，以促进手术创伤组织愈合。

（3）切口护理：伤口加压包扎，观察切口敷料有无渗湿，绷带松紧程度，加压包扎后患肢远端血运情况。

（4）引流管护理：指导患者床上活动时如何妥善固定引流管，观察引流是否通畅。做好负压引流管的护理，根据患者需要调节负压，妥善固定，引流管长度以患者在床上有翻身的余地为宜，观察引流液的颜色、性质和量。

（5）患肢护理：术后拔管前患肢制动，患肢肩部垫软枕，指导患者进行相应的功能锻炼。观察肢端血运、温度及有无肿胀情况。不要在患测量血压，静脉输液，避免影响淋巴和血液回流。

（6）基础护理：术后 4 天，生命体征正常，患者在可耐受的情况下可进行床上洗头，保持清洁卫生。

（7）在患者患侧系红丝带提醒患者禁止在此侧测量血压、静脉注射以及皮下注射、提重物等。

（8）术后功能锻炼：手术当日，为促进患肢血液循环，在手术侧垫软枕，并将患肢屈肘放在胸前，可做握拳、松拳活动，根据个人情况，可以多做用并注意用力。引流管拔除后，待医师通知可以活动后，可以用患侧手摸对侧肩、同侧耳郭，将患肢伸直、抬高，逐渐与地面平行。

（二）健康教育

1.活动

术后近期避免用患侧上肢搬动、提取重物，继续行功能锻炼。

2.避孕

术后 5 年内避免妊娠，以免促使乳腺癌复发。

3.乳腺自查

（1）视查：站在镜前以各种姿势（两臂放松垂直于身体两侧、向前弯腰或双手上举置于头后），观察双侧乳房的大小和外形是否对称；有无局限性隆起、凹陷或皮肤橘皮样改变；有无乳头回缩或抬高。

（2）触查：仰卧位，肩下垫软薄枕，被查侧的手臂枕于头下，使乳房完全平铺于胸壁。对称手指并拢平放于乳房，从乳房外上象限开始检查，依次为外上、外下、内下、内上象限，然后检查乳头、乳晕，最后检查腋窝处，注意有无肿块，乳头有无溢液。

第二节　心胸外科

一、瓣膜置换术围术期

瓣膜置换就是把病变的瓣膜置换成功能良好的瓣膜，主要是针对心脏的瓣膜出现病变以后，无法用内科保守的方法纠正的病例进行，如二尖瓣置换、主动脉瓣膜置换或双瓣置换等。

（一）护理评估

1.一般评估

生命体征，心理状态等。

2.专科评估

致病因素，有无发绀、呼吸困难、二尖瓣面容，心律失常。

（二）术前护理措施

1.积极纠正心功能不全

准确应用强心、利尿、补钾等药物治疗，注意患者主诉，测量生命体征，较重患者给予床旁心率、血压监测，避免情绪激动，必要时给予小剂量镇静药，间断吸氧。

2.心理护理

向患者讲解手术的重要性，帮助其树立信心，配合治疗，介绍 ICU 的环境，减轻患者焦虑、恐惧情绪。

3.术前指导

教会患者做深呼吸、有效咳嗽咳痰，可预防术后并发症。练习床上大小便，指导戒烟、戒酒，讲解术前需要配合的准备工作，如预防感冒、测量体重、备皮、禁食、更换衣服等。

（三）术后护理措施

1.循环系统的监护

（1）术后应严密监测生命体征，动脉血压、中心静脉压、左房压及尿量变化。持续床边心电监护，以便及时发现心律失常。

（2）血管活性药物应用与护理：低心排血量是瓣膜置换患者最常见的术后并发症和病死原因之一。术后合理应用血管活性药物，是预防和治疗低心排血量发生的关键。如硝普钠、多巴胺、异丙肾上腺素等。应避免突然停药，出现高血压反跳。硝普钠易溶于水，但水溶性很难稳定，光照、高温、时间过长即分解产生有毒的氰化物。因此，硝普钠溶液现用现配，并严格避光。

（3）注意电解质的变化，瓣膜置换术后要密切注意电解质的变化，特别是血钾，当尿多时不仅变化快，而且对心律、心率的影响极大，要保持血钾在4.0～5.0mmol/L。

（4）维持体温恒定，体温过高，可加重心脏负担，如体温超过38.5℃，要及时给予物理降温；体温过低，末梢血管收缩，增加心脏后负荷及耗氧量，要及时注意保暖。当体温<32℃时，还可诱发室颤，均应及时给予处理。

（5）尿量的观察：尿量是反映组织灌注情况的指标之一，每小时记录尿量1次，并注意尿液的颜色、性状。准确记录24h出入量。维持出入平衡。术后注意强心利尿，严格控制入量。

2.呼吸系统的监护

监测肺的通气功能是预防缺氧和呼吸衰竭的关键。

（1）认真准备检查呼吸机，妥善固定气管插管，注意各接头是否正确，各接头有无漏气，气管插管位置是否正确，有无移位和脱出，监测呼吸机运转情况，若患者有自主呼吸，应观察与呼吸机是否同步。根据病情及时调节呼吸机参数。按气管插管后护理常规进行护理。

（2）拔出气管插管后给予持续吸氧，密切观察呼吸的频率、节律、双肺呼吸音、血压饱和度，给予氨溴索 15mg 雾化吸入，指导患者行有效咳嗽，鼓励咳痰，协助翻身叩背等胸部物理治疗。鼓励患者早期进行循序渐进的活动，以促进肺复张。

3.引流量的监测及护理

术后保持引流管的通畅，妥善固定，定时挤压，密切观察引流液的量、性状和颜色，并准确记录，一般情况下每小时从近心端向远心端挤压胸腔引流管 1 次，以防引流管不畅致心包压塞。

4.神经系统的观察

患者术后麻醉未清醒前每小时观察双侧瞳孔大小及对光反射，清醒后定时观察肢体活动情况，及早发现脑部并发症。

5.心律失常的监护

由于手术创伤、缺氧、电解质紊乱、术前心功能差等原因，患者术后易发生心律失常，如心动过缓、室上性心动过速、心房纤颤、心房扑动、室性期前收缩、心室颤动等，定时复查血气分析及电解质，及时消除导致恶性心律失常的隐患。

6.基础护理

患者应卧气垫床，定时按摩受压处皮肤。拔管后协助患者定时翻身、坐起，同时给予叩背，另外要加强口腔护理，以及做好会阴擦洗。防止并发症发生。

7.术后并发症的预防

（1）急性左心衰竭：患者表现为呼吸困难，不能平卧，咳大量白色泡沫样痰，严重者咳粉红色泡沫样痰，心悸乏力，表情淡漠，口唇发绀，胸部 X 线片示双肺瘀血。应及时给予处理。

（2）出血：引流液多并有血块或引流量突然减少时应注意观察有无心率增快、中心静脉压升高、血压下降、尿量减少及颈静脉怒张，应高度警惕发生心包压塞。轻度出血表现为镜下血尿、鼻出血、瘀点、牙龈出血、皮肤瘀斑等；重度出血表现为肉眼血尿、咯血、呕血、黑便、便血、心包积血、颅内出血等。

（3）血栓形成与栓塞：瓣膜置换术后均需抗凝治疗。机械瓣置换术后则需终身抗凝治疗；生物瓣一般抗凝治疗 3～6 个月。在切口不渗血的情况下，术后要及时抗凝，防止血块的凝集和阻塞。

（四）健康教育

1.按时定量服用华法林抗凝药物、强心利尿药物。

2.定期随访

出院后每 2 周来院门诊 1 次，3 个月后每 4 周 1 次；若凝血酶原时间不稳定，仍应每周 1 或 2 次测定凝血酶原时间。

3.休息

出院后休息半年，避免活动量过大和劳累，但可逐步增加活动量。

4.饮食

注意营养，少食维生素 K，丰富的食物，以免影响抗凝药效果，避免暴饮暴食，少量多餐，以清淡易消化食物为主，供给富含维生素及含钾高的蔬菜和水果，如有较严重心力衰竭、水肿，应严格控制食盐的摄入，忌吸烟、饮酒。

5.指导患者

观察皮肤黏膜出血情况，如鼻出血、皮肤轻微碰撞即出现瘀血斑、女性月经量增多、血尿、便血等。如出现头痛、头晕或肢体麻木或障碍，应警惕有血栓形成，及时与医师取得联系，复查血小板。

二、房室间隔缺损围术期

房室间隔缺损是指原始心房间隔在发生、吸收和融合时出现异常，左右心房之间仍残留未闭的房间孔，造成心房之间从左向右分流，为最常见的先天性心脏病之一，也是手术治疗效果最佳的病症。

室间隔缺损简称室缺，是指室间隔在胚胎发育不全，形成异常交通，在心室水平产生左向右分流，它可单独存在，也可是某种复杂心脏畸形的组成部分。室缺约占先心病总数的20%。

（一）护理评估

1.一般评估

生命体征，心理状态，发育状况等。

2.专科评估

缺氧程度，有无发绀、劳力性呼吸困难、杵状指。

（二）术前护理要点

1.呼吸道的护理

先天性心脏病患儿易患上呼吸道感染并不易治愈，术前要预防治疗呼吸道感染，必要时可给予抗感染治疗。

2.心功能的准备

患儿入院后嘱注意休息，避免剧烈活动，降低机体耗氧量，对于肺动脉压较高的患儿可每日吸氧2～3次，每次30分钟至1小时。

3.合理饮食

术前进高蛋白、高维生素、易消化的半流质饮食，如鱼、鸡汤、蔬菜等，适当饮水。对于低体重营养不良的患儿，需加强人工喂养，进食差者要静脉补液并控制液体入量。

4.心理护理

在入院后、治疗前要与患儿及家属建立良好的人际关系，尽快与他们熟悉并取得其信任，去除患儿恐惧、陌生的感觉，多表扬、鼓励患儿，操作动作要轻柔、熟练、准确，为术前治疗及术后护理创造条件。

（三）术后护理要点

1.拔管前呼吸道的护理

（1）患者术后进入 ICU 后，常规接呼吸机，听诊双肺呼吸音是否对称，检查各管道连接是否正确，拍摄床旁胸片，以确定气管插管及各种导管的位置，必要时予以调整。妥善固定气管插管并做好标记。

（2）带呼吸机期间，在患儿还未达到拔管指标时，应防止患儿与呼吸机的对抗，给予适当镇静，可给予吗啡 10mg 加入 0.9%氯化钠液 10ml 以每小时 1ml 缓慢泵入，注意生命体征及血气的监测。

（3）给予约束带适当固定，以防止患儿将管道拔出，桡动脉测压的患儿应用手板固定，防止动脉针脱出。

2.生命体征的检测

（1）及时发现低心排的情况并迅速积极地给予治疗措施，严密监测血压、心率、心律、呼吸、血氧饱和度、中心静脉压的变化。

（2）患儿术后返回 ICU，都有一个短暂的低温过程，末梢循环差，直接影响到 SpO_2 监测结果及酸碱代谢情况，因此要注意全身及四肢的保暖，以改善末梢循环。

（3）体温过高则易引起心动过速，代谢增加，心肺负担加重。故体温升高>38℃时，应给予冰袋物理降温，防止发生高热。

3.引流管的护理

（1）注意观察胸腔引流管的引流情况，术毕引流管应每隔 15 分钟挤压 1 次，尤其在使用止血药后，更应注意挤压胸腔引流管以防止血块阻塞，1 小时后根据引流量及引流液的性状，酌情延长挤压间隔时间。

（2）术后记录每小时尿量、24 小时累计出入量，观察尿液性状、pH 及比重，尿量若减少，要及时分析原因，报告医师。应用利尿药后注意补钾，防止电解质紊乱。

4.拔管后肺部的护理

（1）拔管后加强体疗，协助排痰，鼓励患儿咳嗽咳痰。婴幼儿可经鼻导管吸痰。

（2）用化痰利痰药物，给予雾化吸入。

（四）健康教育

1.嘱患儿及家属 1 个月后复查 B 超、X 线等，与出院结果对照，了解恢复情况。

2.预防感冒及肺部感染，开窗通风时注意保暖。学龄儿童休息 3 个月后可上学，平时避免剧烈活动。

3.儿童术后 1 个月避免免疫接种，因体外循环可改变儿童的免疫反应。

三、冠状动脉旁路移植围术期

冠状动脉旁路移植术是让心脏搏出的血从主动脉经过所架的血管桥（主要采用乳内动脉、大隐静脉及桡动脉），流向因引起狭窄或梗阻的冠状动脉远端而到达缺血的心肌，从而改善心肌的缺血、缺氧状态。

（一）护理评估

1.一般评估

生命体征，心理状态等。

2.专科评估

心功能分级，有无呼吸困难、心律失常、心绞痛症状出现的时间及变化。

（二）术前护理措施

1.呼吸道的准备

（1）有吸烟史的患者入院后戒烟，保持室内空气清新，定时开窗通风换气，预防、控制呼吸道感染。夏季控制空调温度，不可过低，冬季开窗时注意保暖。

（2）指导患者掌握腹式呼吸。将双手放在腹部肋弓下缘，患者吸气时将手顶起，呼气时双手轻轻施加压力，使膈肌尽量上升，并逐渐去除手的辅助作用。

（3）指导患者学会有效咳嗽。患者应尽可能坐直，进行深而慢的腹式呼吸，吸气后屏气 3～5 秒后用力从胸部深处咳嗽，用两次短而有力的咳嗽将痰咳出。

（4）根据病情术前每天 3 次吸氧 1 小时，改善心肌缺氧状态。

2.心理护理

（1）术前详细了解患者的心理状态与需求，针对不同的心理状态，积极主动与患者及家属交谈。

（2）将同病种的患者安排在同一间病室，以便患者相互鼓励，消除顾虑，增强信心。

（3）说明手术的重要性和必要性。

3.饮食护理

严密监测血糖和尿糖，限制高糖、高脂肪饮食，控制体重，以减轻心肌耗氧量。

4.指导患者预防和解除便秘

（1）冠心病患者应避免便秘，因用力排便时，心率加快，血压增高，增加心肌耗氧量，同时因腹压增高，加重心脏负担，易诱发心绞痛，严重者可导致猝死。

（2）预防便秘：鼓励患者多食含纤维素多的食物，如带皮的新鲜水果和各种蔬菜，食用粗纤维食物时应从少到多，逐渐增量，以免对肠道刺激而引起腹泻或梗阻；对于没有禁忌要求的患者每天鼓励饮水 2000～3000ml，最好在早餐前半小时喝一杯热水，刺激排便，养成定时排便的习惯。

（3）如有便秘应及时告知医护人员，不要用力排便，可给予缓泻药物或开塞露。

5.术前准备

（1）术前 1 天备皮、交叉配血及药敏试验，有便秘者给予缓泻药或开塞露促使患者术前一天排便 1 或 2 次。

（2）观察心率、血压，术前最佳心率在每分钟 60 次左右，血压 130/85mmHg 以下。心率大于 80 次/分或低于 60 次/分应及时通知医师。

（3）术前晚上协助患者洗澡，更换被服，减少探视人数，遵医嘱给予镇静药，使患者平稳入睡。嘱患者术晨刷牙、漱口后清洗鼻腔，清洁咽腔，遵医嘱执行术前针，卧床吸氧待手术。

（4）旁路供材的保护，大隐静脉用做旁路材料时术前避免损伤和炎症反应，禁忌下肢静脉注射。

（三）术后早期护理要点

1.术后循环系统监测

（1）末梢循环观察：通过对末梢的观察，可以了解循环状态。如果肢端皮肤温暖、干燥、红润、弹性好，按压甲床后，甲床迅速恢复红润，则提示末梢循环良好。如果肢端皮肤湿凉、甲床发绀或皮肤有花斑，按压甲床后，恢复红润缓慢，提示末梢循环不佳，为机体温度低、心力衰竭、低心排、休克的表现，应予注意。

（2）血压：术后每 30～60 分钟监测 1 次血压。一般收缩压应维持在 110～150 mmHg。如果血压过低可影响脑、肾血流量和移植血管的通畅，血压过高可引起出血、吻合口破裂。及时调节血管活性药物。

（3）中心静脉压：应保持在 8～12cmH_2O（1cmH_2O=0.098kPa），防止低容量性低心排，并密切观察外周循环及术侧下肢血液供应情况。

（4）密切观察心率及心律的变化，持续心电监测，发现心律失常，心动过速超过 100 次/分，心动过缓低于 60 次/分，迅速通知医师处理。

（5）引流管长度要适宜，确保引流通畅，防止血块堵塞；抬高床头 30°～45°，并观察引流液的性状、量，如引流液每小时多于 100ml，持续达 3 小时，色鲜红，则可能有活动性出血，应及时报告医师。

2.呼吸系统护理

（1）注意观察患者有无烦躁或表情淡漠等脑缺氧征象，保持血氧饱和度在 97%以上，根据血气分析结果动态调整呼吸机参数。

（2）吸痰时要注意观察痰液的颜色、性状、质量，每次吸痰时间不宜超过 15 秒，严格无菌操作。

（3）拔除气管插管后制定肺部锻炼计划，每 2 小时翻身、拍背 1 次。鼓励患者每小时做有效咳嗽、深呼吸各 10 次。咳嗽时可协助患者支托固定胸部伤口，以减轻患者疼痛。

3.泌尿系统护理

（1）观察尿量及尿色，每小时应大于30ml。当尿量减少至每小时20ml并持续2小时以上，应用利尿药无效，应警惕急性肾衰竭的发生。

（2）若尿色为血红蛋白尿，应用碱性药物碱化尿液并利尿，防止酸性血红蛋白阻塞肾小管。每天2次用氧化还原液擦洗会阴。

4.患肢的护理

（1）取大隐静脉作冠状动脉移植者需用弹性绷带加压包扎，并抬高患肢（15°～30°），以达到止血目的。

（2）经常观察患肢血供情况，如肢端温度、甲床颜色、足背动脉搏动情况，了解有无血液循环障碍，并注意保暖。

（3）应注意弹性绷带加压包扎是否过紧，过紧时应及时松开重新包扎。病情稳定后，应早期离床活动，以改善局部循环；对不清醒患者，每1～2小时床上被动活动患肢，清醒患者鼓励做腓肠肌伸缩运动，预防深静脉血栓形成。

（四）术后恢复期护理要点

1.有效止痛切口疼痛影响呼吸的深度和幅度，不利于肺扩张，影响患者休息，增加体力消耗。术后适当给予止痛药，以减少患者痛苦，有利于康复。

2.抗凝治疗

（1）术后口服肠溶阿司匹林或华法林防止血栓形成，维持旁路血管通畅。

（2）观察有无出血倾向，注意观察牙龈有无出血，咳痰时是否带有血丝，大便颜色是否正常，皮肤是否容易瘀血。

（五）健康教育

1.指导患者轮流抬高、活动下肢，促进静脉回流，预防深静脉栓塞。下肢静脉搭桥的患肢应穿弹力袜，有利于侧支循环形成，减少肿胀。

2.保持大便通畅。术后应保持大便通畅，不可过度用力，必要时可使用缓泻药。

3.指导患者术后高蛋白、高维生素、高纤维素饮食。坚持低盐、低糖、低脂饮食。

4.保持良好心情，不宜激动。

5.遵医嘱按时服药，定期复查。

四、肋骨骨折合并气胸

肋骨骨折指由不同的外界暴力作用方式所造成的以肋骨局部微肿疼痛，深呼吸、咳嗽或喷嚏时疼痛加剧，局部压痛明显等为主要表现的骨折。

（一）护理评估

1.一般评估

生命体征，心理状态等。

2.专科评估

致病因素，胸痛、胸闷、憋气症状的轻重，缺氧状况，有无反常呼吸。

（二）护理措施

1.生命体征监测及病情观察

（1）患者入院时均有胸闷、胸痛，严重者伴有呼吸困难、发绀，甚至休克致死。

（2）入院即刻建立静脉通道，给予心电、血压、脉氧监护仪监护，并密切观察呼吸情况。

（3）建立重危患者记录单记录生命体征，密切观察病情变化，发现问题及时报告医师。同时要警惕合并其他部位损伤的存在。

（4）病情较重时，需及时留置尿管，记录尿量。

2.呼吸道的管理

（1）患者呼吸道分泌物增多，气道受阻。当伴有肺挫伤、血气胸、多根多处肋骨骨折时易出现呼吸困难，呼吸困难缺氧处理不当易发生呼吸窘迫综合征，应密切观察患者呼吸情况及血氧饱和度，异常时及时配合医师行气管插管辅助呼吸。

（2）肋骨骨折患者因惧怕咳嗽引致疼痛，可使呼吸道分泌物聚积造成肺部感染。因此，应及时缓解疼痛，协助患者清除呼吸道分泌物。指导患者轻轻按压受伤部位，鼓励患者做有效咳嗽。痰多黏稠及血块痰不易咳出者，可给予吸痰。

（3）如合并气胸应立即确定气胸情况，并协助医师行胸腔闭式引流术。

（4）及时雾化吸入。保持呼吸道通畅在受伤后24～72小时尤为重要，否则很易发生湿肺及肺部感染。

3.体位

生命体征平稳、无禁忌证者一般采取半卧位，有利于咳嗽排痰及胸腔引流，改善呼吸功能。

4.活动

早期卧床休息，指导患者床上活动，病情好转后协助下床活动，练习深呼吸及扩胸运动。

5.减轻疼痛的方法

（1）安慰法：护理人员要耐心倾听患者的诉说，充分表达同情和支持，适当给予安慰，鼓励患者增强战胜疾病的信心。病室保持安静整洁，为患者创造一个良好的住院环境，以保证患者尽可能多休息、心情舒畅。

（2）转移法：鼓励患者参加一些有益的活动，如看书、阅报、听音乐、看电视等来转移注意力，以减轻疼痛。

（3）固定：用肋骨板固定胸壁，限制肋骨骨折端活动，可起到减轻疼痛作用。

（4）指导协助排痰：局部疼痛是肋骨骨折最明显的症状，且随呼吸、咳嗽或身体转动等运动而加重，患者咳嗽排痰时指导或协助按压胸部，减少胸部张力，减轻疼痛。

（5）应用止痛药：一般胸廓基本固定后可缓解疼痛，仍有疼痛的患者早期可给予有效的止痛药物。

6.饮食护理

（1）早期：根据患者的体质、病情的不同，早期宜给清淡、易消化、富有营养的食物，如蔬菜、水果、皮蛋瘦肉粥等。

（2）中期：应进调节营养的饮食，如牛奶、鸡蛋、瘦肉、排骨汤、豆制品、维生素及钙质食物。

（3）后期：骨折尚未愈合牢固，体质未能完全恢复，应给予营养丰富的滋补品。如动物肝脏等，以补养气血、强筋壮骨，促进骨折早日愈合。

7.预防并发症

急性肺水肿和急性呼吸窘迫综合征是本病最常见的并发症。为防止并发症的发生，应注意以下几点。

（1）输液时速度不可过快，量不宜过多。出现急性肺水肿的患者，氧气吸入时湿化瓶内用30%～50%乙醇以降低肺泡表面的张力，改善肺水肿。

（2）要严密观察呼吸频率、心律及脉搏的变化，必要时行心电血氧饱和度监护。同时要严密观察尿量、尿色。发现尿少或无尿时，检查尿管是否通畅，限制液体量及钠的摄入，防止并发心肾衰竭。

（3）由于患者创伤大、卧床时间长，易并发压疮、便秘、泌尿系感染，老年人坠积性肺炎，均按卧床患者常规护理。

8.心理护理

（1）针对不同病情，不同年龄、不同社会文化层次介绍疾病情况、治疗措施、注意事项、预后等方面知识，帮助解除思想顾虑，让其有安全感，树立信心，医患配合。

（2）对于使用呼吸机的患者，不能与护士进行语言交流，护士要尽量通过各种示意方法或者文字了解患者的想法和要求，满足其需要。还要经常向患者讲解配合呼吸机治疗的必要性，消除患者的思想顾虑及恐惧感，以取得患者充分的信任和配合。

（三）健康教育

1.置引流管的患者往往有不自主的患侧肩部外斜、不敢直立，护士应给患者示范正确的姿势，头端正，肩放平，腰板挺直，以免造成斜肩和脊柱弯曲畸形。

2.注意加强患侧上肢功能锻炼，如抬高上肢，做取、拿动作，指导患者出院后适当增加胸廓活动，多做深呼吸运动。

3.同时注意调节饮食，保持良好的心态，保证充分的休息和睡眠时间，可促进早日康复。

五、创伤性血气胸

血气胸是指胸部外伤后所造成的胸膜腔积血、积气。

（一）护理评估

1.一般评估

生命体征，心理状态等。

2.专科评估

致病因素，意识状态，胸闷、憋气、缺氧症状的轻重及变化情况。

（二）护理措施

1.急救的护理

（1）在患者入院时护理人员应立即准备好抢救器械，包括胸腔闭式引流器械包、胸腔引流瓶、吸氧管、吸痰器、气管切开包、深静脉穿刺包、输血器、输液器及各种抢救药品等。

（2）搬动创伤性血气胸的患者时，应双手平托患者的躯干部，保护患者的受伤部位。抬、搬、放等动作要轻柔，勿牵拉、扭曲，避免再次损伤，并注意保护其他受伤部位。

（3）立即去掉污染衣裤，暴露受伤部位，如有反常呼吸，用弹力绷带加压包扎胸部，以减轻疼痛和控制反常呼吸，避免加重胸部损伤。

（4）及时纠正休克

1）快速建立静脉通道：立即选择粗大的静脉进行留置针穿刺固定，伴有休克或心脏损伤者应行深静脉穿刺置管。因为深静脉（颈内和股静脉）的每分钟血流量为 2500 mL 左右，而肘部浅静脉仅为 200mL 左右。故深静脉置管能满足快速输血、输液的需要，有效地保证快速扩容，缩短大脑等重要脏器的缺血、缺氧时间。

2）严密观察病情变化：根据病情，每 15～30 分钟测心率、呼吸、血压 1 次，并详细记录。立即给予留置导尿管，每小时测量尿量，观察尿色，如尿量每小时少于 25 ml，尿色变深呈酱油色，说明有效循环血量不足，需加速输血、输液。

3）对严重休克患者应平卧位，收缩压稳定在 85mmHg 以上时，应予半卧位，以利胸腔引流，减少血液对肺脏的压迫，促使肺扩张。

4）胸腔内大量的积血、积气，可使气管移位，肺脏可被压缩 30%以上，应迅速排出胸腔积血、积气，协助医师进行胸腔闭式引流。如患者呼吸、循环衰竭，应在抢救休克同时立即给予术前准备。

胸腔闭式引流的护理内容如下。

①保持引流管通畅，密闭和无菌，妥善固定管道，防止扭曲、受压、折叠，定时挤捏，防止管道阻塞，检查管道是否密闭，引流瓶有无破损。

②水封瓶长玻璃管没入水中 3～4cm，管内液面高于瓶内液面 8～10cm，管内水柱随呼吸上下移动，幅度为 4～6cm，若长管内无液体或气泡溢出，水柱无波动，患者感胸闷、气促，提示引流管阻塞。

③患者取半卧位，利于肺复张及引流，水封瓶液面应低于引流口水平 60cm，站立时，水封瓶放于膝关节以下，防止瓶内液体流入胸腔。

④每日更换胸腔引流瓶，并严格无菌操作。更换方法：首先用两把止血钳相反方向夹闭引流管再更换，避免污染长管，盖紧瓶盖，必须检查确定长管在水面以下，才可放开止血钳，并在瓶身标记水位高度。

⑤若 24 小时引流液小于 50ml，夹闭引流管无呼吸困难，X 线胸片示肺复张良好，即可拔管，拔管后注意有无呼吸困难、胸闷、胸痛、切口渗血、皮下气肿，发现异常及时通知医师处理。

⑥如每小时胸腔引流大于 200ml，并持续 2～3 小时结合患者血压及中心静脉压变化，考虑胸腔有活动性出血，应及早报告医师处理。

（5）保持呼吸道通畅，维持有效通气

1）常规给予氧气吸入，提高肺泡氧分压，增加血氧含量。气管插管或气管切开患者，呼吸道失水增加，加强气道湿化和痰液稀释。

气管插管患者气道湿化的方法如下。

方法一：呼吸机湿化器加无菌蒸馏水，湿化器温度保持在50℃左右，使气道口气体温度维持在32～35℃，温度过低，起不到加温、加湿效果；温度过高，易烫伤气道黏膜。

方法二：用生理盐水50ml，盐酸氨溴索15mg用输液微泵持续气道内滴注，滴注速度为4～8ml/h，如痰液黏稠，根据病情调整速度。

方法三：定时用注射器向气道内推注湿化液，推注湿化液量根据病情调整。

患者呼吸与呼吸机对抗，明显痰鸣音或血氧饱和度下降时，给予吸痰，吸痰前后酌情提高氧浓度，使血氧饱和度升高。

2）神志不清者，头偏向一侧，防止呕吐物或分泌物过多致窒息，随时准备气管插管。

3）鼓励患者深呼吸、咳痰、排痰，痰液黏稠不易排出时，可给予雾化吸入，同时协助患者翻身、拍背。

2.并发症的护理

（1）防止肺不张，预防肺感染

1）在患者清醒后指导患者每小时进行3～5次深呼吸，以利肺的复张，促使气体和引流液的排出。

2）指导患者进行有效的咳嗽排痰活动，因为咳嗽有利于引流，鼓励患者咳嗽，以尽早排出肺内痰液和陈旧性血块，促使肺复张。

3）咳嗽无力的患者，护士可一手按压切口，另一手的中指按压胸骨上窝处，刺激总气管，引起咳嗽反射利于患者咳痰。

4）指导患者早期下床活动，如无合并其他脏器损伤，一般术后24小时可协助患者下床活动。

（2）减轻疼痛与不适：对合并肋骨骨折的患者，采用胸部护板固定，当患者咳嗽、咳痰时应协助或指导患者及家属用双手按压患者胸壁，以减轻疼痛，疼痛剧烈者，遵医嘱给予止痛药。

3.饮食和活动的指导

（1）无合并伤者，术后 6 小时给予清淡流质饮食，观察有无呕吐及不适，逐渐给予软食、普食，应以高蛋白、高热量、含丰富维生素、纤维素及易消化的饮食为主。

（2）保持大便通畅，避免用力排便。病情允许时应及早指导患者带管下床活动和肺功能锻炼，避免用力及负重活动。

4.心理护理

（1）当意外事故创伤而致机体发生急剧变化时，患者将产生一种紧迫感和危机感，心理行为也随之发生不同程度的变化。过度的心理行为障碍会引起躯体的病态，导致免疫功能下降而致各种疾病。因此，要协调和疏导患者的心理行为，使患者处于最佳的心境环境中。

（2）加强与患者沟通，做好病情介绍，解释疼痛、呼吸困难的原因、持续时间、预后情况，说明各项诊疗工作的必要性，告知患者配合治疗的重要性，采取半卧位有助于引流管引流，缓解呼吸困难，帮助患者树立战胜疾病的信心。

（三）健康教育

1.注意保暖，预防感冒。严禁患侧卧位，以免加重胸痛。

2.给予营养丰富易消化的食物，尽量避免刺激性的饮食，戒烟、戒酒。

3.两个月内禁止提、举重物，防止骨折处愈合不良或引起再次骨折发生。适当参加锻炼，避免过度屈伸胸廓。

4.每日晨晚做有效深呼吸，促进肺复张。教会家属用双手按压骨折部位减轻咳嗽造成疼痛的方法。

5.嘱咐患者如有胸痛加剧、胸闷气促、发热等情况应该及时就诊。

第三节　血管外科疾病

一、布加综合征

布加综合征由各种原因所致肝静脉和其开口以上段下腔静脉阻塞性病变引起的常伴有下腔静脉高压为特点的一种肝后门脉高压症。急性期患者有发热、右上腹痛、迅速出现大量腹腔积液、黄疸、肝大，肝区有触痛，少尿。本病以青年男性多见，男女之比约为（1.2～2）：1，年龄在 2.5～75 岁，以 20～40 岁为多见。

（一）护理措施

1.术前护理

（1）有心功能不良的患者，应尽量减少活动，以免增加心脏负担。各种检查要有医护人员陪伴，以防意外，并协助患者进行生活护理。

（2）指导患者做深呼吸运动，以减少呼吸道并发症。

（3）对营养不良的患者，应遵医嘱（经静脉途径补充蛋白质及热量），给予静脉高营养治疗。

（4）对下肢有并发症者，应抬高患肢，以利于回流。

（5）密切观察患者病情变化，注意出血先兆。

（6）少渣饮食，以免引起胃底静脉破裂出血，对有腹水、水肿者给予低盐饮食。

2.术后护理

（1）术后密切监测生命体征（特别是心脏功能），记录 24h 出入量，必要时记录每小时尿量。出现心力衰竭时，通知医师及时处理。

（2）观察伤口敷料有无渗血，开胸手术应取半坐卧位，持续氧气吸入，并注意胸腔闭式引流的颜色、质量及性质。

（3）同时开胸腹手术后应用胸带和腹带保护切口，松紧适宜，以免切口裂开或影响呼吸，有腹水的患者应注意腹围变化。

（4）患者痰较多时，给予雾化吸入，并协助患者排痰，必要时吸痰。

（5）术后禁食，肠蠕动恢复后可给流食，逐步过渡到半流食。

（6）并发症的观察和护理：可能出现心功能不全、腹水或乳糜腹、血胸、肝性脑病、纵隔积水等。严密观察病情变化，如有出血倾向及感染征兆时应通知医师，给予对症处理。

（二）健康教育

1.饮食

少渣、高蛋白、易消化、富含维生素的饮食。

2.按时服用抗凝药，注意自我监测病情变化，行转流术的患者观察有无血管阻塞症状。

3.定期复诊，监测出凝血时间。

4.注意劳逸结合，避免重体力劳动。

二、多发性大动脉炎

大动脉炎是指主动脉及其主要分支和肺动脉的慢性非特异性炎性疾病。其中以头臂血管、肾动脉、胸腹主动脉及肠系膜上动脉为好发部位，常呈多发性，因病变部位不同而临床表现各异。可引起不同部位动脉狭窄、闭塞，少数可导致动脉瘤。本病常见于年轻女性。

（一）护理措施

1.术前护理

（1）卧床休息，避免因脑部供血不足而引起的外伤。

（2）监测生命体征及头部四肢血供情况，以明确动脉狭窄或闭塞的位置和严重程度。脉搏消失者可测心率或选其他部位。

（3）术前控制血压，使血压维持在相对正常范围。

（4）护士应增强安全意识，指导家属留陪，告知患者勿单独活动，防止摔倒或者坠床等意外的发生。

2.术后护理

（1）头臂型手术涉及颈动脉，头部保持中立位，避免过度旋转，以防移植血管扭曲，防止血栓形成。

（2）密切观察病情变化，生命体征、神志、瞳孔及肢体活动情况，观察切口敷料情况。

（3）维持血压的稳定，避免低血压，预防继发性血栓的形成，给予抗凝溶栓药物。

（4）密切注意手术部位远端的动脉搏动情况以及温度、感觉、颜色、湿度的改变。

（5）术后并发症，动脉栓塞、颅内压增高、吻合口假性动脉瘤。

（二）健康教育

1.体位

平卧位，待生命体征平稳后取半卧位。

2.行为

指导患者术后床上活动，避免关节过度屈曲及剧烈活动，指导有效咳嗽，必要时雾化吸入。

3.用药

指导遵医嘱，正确使用抗凝药及皮质激素类药物。

4.饮食

指导食用高蛋白食品。

5.复查

指导出院后1～3个月复查，了解血管通常情况及原发疾病的发展情况。

三、腹主动脉瘤

腹主动脉瘤是指腹主动脉呈瘤样扩张，通常直径增大50%以上定义为动脉瘤。腹主动脉瘤常见于老年男性，男女之比为10∶3，尤其是吸烟者，吸烟也显著增加动脉瘤破裂风险。绝大多数的腹主动脉瘤为肾动脉水平以下的病变。临床表现：腹部可摸到搏动性肿块，腹痛不明显，常常是瘤体压迫或侵蚀邻近组织引起的临床症状。

（一）护理措施

1.术前护理

（1）严密监测并控制患者血压在正常的范围内，防止患者血压突然升高而引起瘤体破裂。

（2）心理护理，消除患者紧张情绪，防止由于情绪紧张而引起的血压升高。

（3）卧床休息，防止由于剧烈活动或外伤引起的瘤体破裂。

（4）密切观察腹痛情况。突发性剧烈腹痛是破裂的先兆。

（5）减少增加腹内压的因素如咳嗽、打喷嚏、便秘。

2.术后护理

（1）介入术后应给予半坐卧位，切口沙袋压迫 6～8h，双下肢平伸制动 12h，平卧 24h，术后 48 小时可适当下床活动。

（2）严密监测生命体征，给予低流量吸氧，控制血压，不能过高或过低，观察有无发热、腹痛、尿量及下肢血运情况，预防术后并发症。

（3）全麻患者当日禁食，第 2 天可进流食，以后改普食。

（4）遵医嘱使用抗凝药物，定时复查出凝血时间，注意观察有无出血倾向。

（二）健康教育

1.戒烟、戒酒。

2.适当活动以利心肺功能的恢复。

3.保持心情愉快。

4.按时服用药物，控制血压。

5.防止便秘，避免腹压增高。

四、急性动脉栓塞

急性动脉栓塞是指来自心脏、近端动脉壁，或者其他来源的栓子随动脉血流冲入并栓塞远端直径较小的分支动脉，继而引起此动脉供血脏器或肢体的缺血坏死，多见于下肢，严重者将最终导致截肢。其临床表现为急性肢体缺血征象：无脉、疼痛、苍白、皮肤温度降低、感觉异常和运动障碍，即“6P”征。

（一）护理措施

1.术前护理

（1）患者绝对卧床，减少活动，患肢体位应比心脏平面稍低，注意密切观察患者生命体征和患肢病情变化，并做记录。

（2）注意患肢保暖，忌热敷及冷敷。

（3）伴心功能不全者给予氧气吸入，备急救物品及药品。

（4）按血管外科手术术前常规护理。

2.术后护理

（1）监测心脏、肺、肾功能，主要为生命体征及尿量。

（2）维持酸碱平衡，及时纠正水电解质紊乱。

（3）必要时遵医嘱使用止痛剂以缓解疼痛。

（4）密切观察患肢血供情况、颜色、温度、动脉搏动、感觉，监护患者的心功能变化。

（5）注意保护患者，防止外伤，忌冷敷、热敷。

（6）指导患者进行低脂、低胆固醇、清淡的饮食。

（二）健康教育

1.服用抗凝药物，监测出凝血时间。

2.避免长时间处于同一体位，避免久坐。

3.禁烟、禁酒。

五、雷诺综合征

雷诺综合征是由于寒冷或情绪激动而引起发作性的手指（足趾）苍白、发紫然后变为潮红的一组综合征。没有特别原因者称为特发性雷诺综合征；继发于其他疾病者，则称为继发性雷诺综合征。

（一）护理措施

1.术前护理

（1）心理护理：安慰患者，讲解疾病相关知识，保持患者情绪稳定，保持乐观生活态度，避免情绪激动。

（2）患肢护理：在秋末至春初的季节内，注意防寒保暖，尽量避免接触冷水及冰冷物体。减少寒冷刺激引起的小动脉痉挛。发作时，可将患肢浸泡于温水中，温度32～40℃为宜，不宜过热。冬季应戴宽松、柔软的棉手套，不宜戴有弹性的手套。

（3）戒烟：有吸烟习惯的人应戒烟，以减少烟碱刺激引起的血管痉挛。

（4）药物治疗：遵医嘱应用扩张血管药物，并观察用药后疗效及有无低血压等副作用发生。

（5）术前准备：术前要进行适应性锻炼，夏末开始接触凉水并同时擦揉患肢远端。在进行低温适应锻炼的过程中引起疾病发作者，应及时终止。

2.术后护理

（1）执行臂丛或全麻术后护理常规。

（2）病情观察：监测生命体征，行胸交感神经节切除术后观察有无呼吸困难，保持呼吸道通畅。

（3）患肢护理：交感神经切除后，会引起患肢排汗减少，手或足干燥、粗糙，可涂甘油等，以保护皮肤。另外，注意患肢保暖。

（二）护理问题

1.疼痛

与指、趾动脉功能性痉挛造成远端组织暂时性缺血有关。

2.知识缺乏

缺乏本病的预防知识。

3.潜在并发症

皮肤硬化、常见溃烂和坏疽。

六、淋巴管炎

淋巴管炎多数是通过局部创口或溃疡感染细菌所致，也有一些患者没有明确的细菌侵入口，感染从淋巴管传播到局部的淋巴结所致。本病多见于四肢，往往有一条或数条红线向近侧延伸，沿行程有压痛，所属淋巴结可肿大，疼痛，严重者常伴有发热，头痛，全身不适，食欲缺乏及白细胞计数增多，故早诊断、早治疗是关键。

（一）护理措施

1.病情观察

（1）血栓性静脉炎：肢体感染者，嘱其卧床休息，抬高患肢，定时翻身，适当活动关节，防止血栓性静脉炎发生。

（2）脓毒症：密切观察患者生命体征变化，注意患者有无头痛、头晕、寒战、高热、心率增快、呼吸急促、意识障碍等变化；及时监测血常规及血培养结果，监测患者的体温变化，并详细记录。高热时先给予物理降温，必要时给予药物降温。对需要进行脓肿切开引流者，观察伤口有无分泌物，保持伤口敷料清洁干燥。发现异常及时报告医师处理，并给予相应护理。

2.药物护理

遵医嘱及时、合理使用抗生素治疗以控制感染。当局部皮肤要使用药物外敷时，应正确使用外敷药，遵医嘱正确使用扩张血管药物，改善微循环，防止血管痉挛而影响血运。同时，注意观察药物副作用。

3.功能锻炼

卧床期间指导患者或家属协助行足背伸屈运动，促进静脉、淋巴回流。鼓励患者适当活动，可进行短距离行走锻炼。

（二）健康教育

1.行为指导

指导患者保持皮肤清洁干燥。积极预防和治疗原发病灶，如扁桃体炎、足癣和手癣、各种皮肤损伤及皮肤、皮下化脓性感染等。

2.复查指导

出院后1～2个月到医院复查，告知患者出现全身不适、寒战、发热、头痛、乏力、食欲缺乏等全身症状时，应及时就诊。

七、深静脉血栓

深静脉血栓是指血液非正常地在深静脉内凝结，属于下肢静脉回流障碍性疾病。血栓形成大都发生于制动状态（尤其是骨科大手术）。致病因素有血流缓慢、静脉壁损伤和高凝状态三大因素。血栓一旦形成，除少数能自行消融或局限于发生部位外，大部分会扩散至整个肢体的深静脉主干，若不能及时诊断和处理，多数会演变为血栓形成后遗症，长时间影响患者的生活质量；还有一些患者可能并发肺栓塞，造成极为严重的后果。

（一）护理措施

1.术前护理

（1）急性发病后10～14d绝对卧床休息，防止血栓脱落，引起肺栓塞。

（2）抬高患肢30°，以促进静脉回流，鼓励患者做足背伸屈运动。

（3）在使用抗凝剂（肝素）期间应监测出凝血时间，观察患者有无牙龈出血、血尿、皮肤紫癜等出血倾向，避免因抗凝剂（肝素）用量过大而引起大出血。

（4）疼痛护理：疼痛时禁止热敷、按摩患肢，必要时给予镇痛药物。

2.术后护理

（1）体位：卧位抬高患肢30°，以利于静脉回流。

（2）监测生命体征。

（3）饮食：低脂、粗纤维饮食，保持大便通畅，术后鼓励患者多饮水，加速造影剂的排泄。

（4）药物护理：术后给予抗凝溶栓药物，应注意观察有无出血倾向，如伤口渗血、牙龈出血、鼻出血、血尿、血便、呕血等。

（5）静脉置管溶栓护理：术后绝对卧床，患肢穿刺处持续弹力绷带加压包扎，以防脱管，避免患肢屈曲，保持置管通畅。

（6）观察重点：①观察伤口敷料情况，注意观察穿刺部位有无渗血、血肿形成。②患肢皮肤的温度、颜色、感觉，动脉搏动情况及肿胀消退情况。

（7）主要并发症的护理

1）术区出血、渗血或血肿：采取压迫止血法后，嘱患者术侧下肢保持伸直位，观察术区有无出血、渗血或血肿；必要时重新包扎并适当延长肢体制动时间。

2）肺栓塞患者如果出现胸痛、心悸、呼吸困难及咯血等症状，立即给予平卧，避免剧烈翻动，给予高浓度吸氧，心电监护，积极配合抢救。

（二）健康教育

告诫患者按时服药，定期复查；绝对禁烟；指导患者正确使用弹力袜以减轻症状，避免长距离行走及站立，当患肢肿胀不适时应及时卧床休息，并抬高患肢。

八、锁骨下动脉盗血综合征

锁骨下动脉盗血综合征是指在锁骨下动脉或头臂干的椎动脉起始处的近心段有部分的或完全的闭塞性损害，由于虹吸作用，引起患侧椎动脉中的血流逆行，进入患侧锁骨下动脉的远心端，导致椎一基动脉缺血性发作和患侧上肢缺血性的症候。可以有脑缺血或上肢缺血症状。临床表现如下：①肢体供血不足，运动时上肢易疲劳，肢体发凉或疼痛，脉搏减弱甚至无脉，血压低于健侧 20mmHg（2.7kPa）以上，有时在锁骨上窝可闻及血管杂音；②脑供血不足，可引起神经症状，如眩晕、视觉障碍、复视、小脑功能失调、一过性运动麻痹以及头痛。

（一）护理措施

1.术前护理

（1）保证患者安全，防止外伤。由于患者有一过性运动麻痹脑缺血表现，易出现昏厥，故患者做各种检查时要有医护人员陪同。

（2）患侧肢体减少活动，减少由脑缺血引起的一系列不适。给予必要的生活护理帮助。

2.术后护理

（1）监测患者生命体征变化，尤其应注意神志精神变化，观察有无颅内压增高症状，判断有无内出血症状，及时发现病情，及时处理。

（2）观察患肢感觉和活动情况并与术前比较。观察左右两侧肢体血压变化情况。

（3）颈部 24h 内减少活动，避免出血及人工血管扭曲。两周内避免颈项剧烈运动，以利于血管内膜生长。

（4）并发症观察。出血、颅内压增高、颅内出血等。

（二）健康教育

术前减少活动，术后 24 小时内避免颈部活动。术后两周内避免颈部剧烈运动。两周后适当增加运动，以促进血液循环。

第四章　妇产科护理

第一节　妇科疾病

一、外阴炎

外阴部皮肤或前庭部黏膜发炎，称为外阴炎。外阴炎较常见，可发生于任何年龄阶段的女性。外阴炎主要有非特异性外阴炎（单纯性外阴炎）、霉菌性外阴炎、婴幼儿外阴炎等，其中以非特异性外阴炎为多见。

1.护理措施

（1）注意个人卫生，保持外阴部清洁干燥，不宜穿化纤类及过紧内裤。

（2）做好经期、孕期、分娩期及产褥期卫生。

（3）勿饮酒或吃辛辣食物，局部严禁搔抓，勿使用刺激性药物或肥皂擦洗。

（4）应积极寻找病因，包括检查阴道分泌物及尿糖。

（5）针对病因进行治疗，如治疗阴道炎、子宫颈炎、糖尿病或施行阴道修补术等，以消除刺激来源。

（6）若有外阴粘连则需分离之。粘连时间短者，可用手分离；粘连时间长者，因粘连牢固需手术分离。

2.用药及注意事项：

（1）局部用 1∶5 000 高锰酸钾溶液坐浴，每日 2 次，或用中药苦参、蛇床子、白鲜皮、土茯苓、黄檗各 15 g，川椒 6 g，水煎洗外阴部，每日 1～2 次；若有破溃可涂抗生素软膏，或局部涂擦 40%紫草油。

（2）对体温升高、腹股沟淋巴结肿大且有压痛者，可按医嘱加用抗生素。

3.健康指导

指导患者养成良好的卫生习惯，穿宽松舒适的衣服；若有白带增多或多饮、多食、多尿等糖尿病症状，应及时就诊治疗。

二、前庭大腺炎

在性交、分娩、月经期外阴部被污染时，病原体容易侵入小阴唇内侧的前庭大腮腺管口而致腺管充血水肿，称前庭大腺炎。分急性与慢性两种。急性炎症发作时，病原体首先侵犯腺管，腺管呈急性化脓性炎症，腺管口往往因肿胀或渗出物凝集而阻塞，脓液不能外流积存而形成脓肿；在急性炎症消退后腺管堵塞，分泌物不能排出，脓液逐渐转为清夜而形成囊肿，或由于慢性炎症使腺管堵塞或狭窄，分泌物不能排出或排出不畅，也可形成囊肿。

1.护理措施

（1）急性期应卧床休息，注意局部清洁卫生，局部可热敷，或用 1∶5 000 高锰酸钾溶液坐浴，每日 2 次，并选用抗生素。

（2）中药应选用清热解毒的药物，如蒲公英、金银花、玄参、紫花地丁、连翘等。

（3）脓肿或囊肿形成，可行切开引流并做造口术。以往对前庭大腺脓肿多行切开引流术，但单纯切开引流只能暂时缓解症状，切口闭合后，仍可以形成囊肿或反复感染，故目前多主张在脓肿形成后也应行造口术。该术方法简单，损伤小，术后还能保留腺体功能。术前除一般护理外，需准备引流条。术后局部保持清洁，每日可用 1∶1000 氯己定棉球擦洗 2 次，每日更换引流条，直至伤口愈合。伤口愈合以后继续用 1∶5000 高锰酸钾溶液坐浴，每日 2 次。

2.健康指导

（1）指导患者养成良好的卫生习惯，保持外阴部的清洁，尤其是在经期、孕期、产后以及性交时。

（2）患者常出现因怕疼和害羞而未能及时诊治的心理障碍，故要及时做好耐心细致的心理疏导工作。

三、阴道炎

（一）滴虫性阴道炎

（1）合理检查和指导用药：做分泌物培养，告知患者取分泌物前 24～48 h 避免性交、阴道灌洗或局部用药。告知患者各种剂型的阴道用药方法，并告知患者用酸性药液冲洗阴道后再塞药的原则；在月经期应暂停坐浴、阴道冲洗及阴道用药等措施；治疗期间应避免性生活及妊娠。甲硝唑抑制酒精在体内氧化而产生有毒的中间代谢产物，故用药期间应禁酒，甲硝唑可透过胎盘到达胎儿体内，亦可从乳汁中排泄，故孕 20 周前或哺乳期禁用。

（2）观察用药反应：甲硝唑治疗可有恶心、呕吐、腹痛、腹泻等症状，如有头痛、白细胞减少、视物模糊、四肢麻木、运动失调等副作用时，应报告医师并停药。

（二）念珠菌性阴道炎

由白色念珠菌感染引起。念珠菌是条件致病菌，约 10%的非孕期和 30%的孕期女性阴道中有此菌寄生，而不表现症状，当机体抵抗力降低、阴道内糖原增多、酸度增高时适宜其繁殖而引起炎症。故多见于孕妇、糖尿病和用大剂量雌激素治疗的患者。长期接受抗生素治疗的患者因阴道内微生物失去相互制约而导致念珠菌生长。其他如维生素缺乏、慢性消耗性疾病、穿紧身化纤内裤、肥胖可使会阴局部的温度及湿度增加等均易发病。

久治不愈的患者应注意是否患有糖尿病或滴虫性阴道炎并存。必要时除局部治疗外，口服制霉菌素片以预防肠道念珠菌的交叉感染。亦可用伊曲康唑每次 200 mg，每日 1 次口服，连用 3～5 次；或氟康唑顿服，或服用酮康唑，每日 400 mg，顿服（与用餐同时），5 日为一疗程，孕妇禁用，急慢性肝炎患者禁用。

注意：孕妇患念珠菌性阴道炎应积极局部治疗，预产期前 2 周停止阴道上药。

（三）老年性阴道炎

1.护理诊断

（1）知识缺乏：缺乏预防、治疗阴道炎的知识。

（2）舒适的改变：与外阴、阴道瘙痒、分泌物增多有关。

（3）黏膜完整性受损：与阴道炎症有关。

（4）有感染的危险：与局部分泌物增多、黏膜破溃有关。

2.护理措施

（1）注意观察分泌物的量、性状。协助医师取分泌物检查，明确致病菌，从而对症治疗。

（2）嘱患者保持外阴部清洁干燥，勤换内裤（穿棉织品内衣），对外阴瘙痒者，嘱其勿使用刺激性药物或肥皂擦洗，不用开水烫，应按医嘱应用外用药物。

（3）进行知识宣教：耐心向患者解释致病原因及炎症的传染途径，增强自我保健意识，严格执行消毒隔离制度。

1）嘱患者在治疗期间应将所用盆具、浴巾、内裤等煮沸 5～10 min 或药物浸泡消毒，外阴用物应隔离，以避免交叉或重复感染。

2）指导患者正确用药，教会患者掌握药物配制浓度、阴道灌洗和坐浴方法。介绍阴道塞药具体方法及注意点。嘱患者治疗期间避免性交，经期停止坐浴、阴道灌洗及阴道上药。要坚持治疗达到规定的疗程。

3）指导患者注意性卫生，纠正不正当性行为。为患者严格保密，以解除其忧虑，积极接受检查和诊治。

（4）防治感染 ：

1）向患者讲解导致感染的诱因及预防措施，如发现有尿频、尿急、尿痛等征象应及时通知医师。

2）注意监测体温及感染倾向，遵医嘱应用抗生素。

3.健康教育

（1）注意个人卫生，保持外阴清洁、干燥，尤其在经期、孕产期，每天清洗外阴，更换内裤。

（2）尽量避免搔抓外阴部致皮肤破溃。

（3）鼓励患者坚持用药，不随意中断疗程，讲明彻底治疗的必要性。

（4）告知患者取分泌物前24～48 h避免性交、阴道灌洗、局部用药。

（5）治疗后复查分泌物，滴虫性阴道炎在每次月经后复查白带，若连续3次检查均为阴性方为治愈。外阴阴道假丝酵母菌病容易在月经前复发，故治疗后应在月经前复查白带。

（6）已婚者应检查其配偶，如有感染需同时治疗。

四、宫颈炎

子宫颈炎症是妇科最常见的疾病，有急性和慢性两种。急性子宫颈炎症于急性子宫内膜炎症或急性阴道炎同时发生。临床以慢性子宫颈炎多见，本节仅叙述慢性子宫颈炎。

（一）物理治疗术护理

受物理治疗的患者，应选择月经干净后3～7d内进行。有急性生殖器炎症者，暂时列为禁忌。术后应每天清洗外阴2次，保持外阴清洁，禁止性交和盆浴2个月。患者在宫颈创面痂皮脱落前，阴道有大量黄水流出，在术后1～2周脱痂时可有少量血水和少许出血，如出血量多者需急诊处理。局部用止血粉或压迫止血，必要时加用抗生素。一般于两次月经干净后3～7d复查，未痊愈者可择期再做第二次治疗。

（二）健康教育

指导女性定期做妇科检查，发现宫颈炎症予以积极治疗。治疗前常规行宫颈刮片细胞学检查，以排除癌变可能。

（三）采取预防措施

避免分娩时或器械损伤宫颈，产后发现宫颈裂伤应及时缝合。

五、盆腔炎

女性内生殖器及其周围的结缔组织、盆腔腹膜炎发生的炎症，称为盆腔炎。炎症可在一处或多处同时发生。根据病程和临床表现分为急性和慢性两种。

（一）卧床休息，取半坐卧位，以利脓液聚积于子宫直肠凹陷而使炎症局限。加强巡视，及时发现和满足患者需要。

（二）观察患者疼痛有无加重。如突然腹痛加重，下腹部拒按，应立即通知医师，以确定是否脓肿破裂。

（三）测体温、脉搏、呼吸，每四小时一次，若体温超过 38.5℃时，给予物理降温，如酒精擦浴、温水擦浴或冰袋外敷等；遵医嘱应用退热药，降温后半小时复测体温并记录于体温单上。

（四）鼓励患者多饮水，每天 1 500～2 000 mL，给予清淡、易消化的高热量，高蛋白、富含维生素的饮食。

（五）保持室内空气新鲜，保持室温在 18～22℃，湿度在 50%～70%。患者出汗后及时更换衣服，避免受凉。

（六）协助医师做好血和子宫颈管分泌物的培养和药敏试验。密切观察患者病情变化，注意有无感染性休克的症状。

六、月经不调

月经失调为妇科常见病，是由于神经内分泌调节紊乱引起的异常子宫出血，而全身及内外生殖器官无器质性病变存在。往往由于精神紧张、过度劳累、环境和气候的改变、营养缺乏、代谢紊乱等诱因，通过大脑皮层的神经介质干扰下丘脑—垂体—卵巢轴的调节和制约机制，以致卵巢功能失调，性激素分泌失常，子宫内膜失去周期性改变，出现了一系列月经紊乱的表现。

（一）功能失调性子宫出血

功能失调性子宫出血（简称功血），主要表现为反复的不正常的子宫出血，为妇科的常见病。它是由于调节生殖的神经内分泌机制紊乱引起的，而不是全身及内外生殖器官有器质性病变。功血可发生于月经初潮至绝经期的任何年龄，50%的患者发生于绝经前期，30%发生于育龄期，20%发生于青春期。常表现为月经周期长短不一、经期延长、经量过多，甚至不规则阴道出血。功血可分为排卵性和无排卵性两类。

1.护理目标

（1）经过有关本病的医学知识和健康教育后，患者能够摆脱精神困扰，愿意参与治疗。

（2）与患者及家属共同商量，在住院期间依靠社会支持系统暂时照顾其家庭事务，患者和家属乐意接受援助的方式，能安心住院治疗。

（3）再次向患者讲解本病的诊断依据及经过，患者能接受目前的疾病诊断。

（4）经过积极的治疗，保证营养的摄入，未发生体液不足的现象。

（5）加强会阴护理，和教会患者自我清洁卫生技能，未发生生殖道感染。

2.护理措施

（1）针对不同年龄期的患者讲解其发病的机制，国内外对此病的最新研究信息，正规治疗的整体方案，疗程的时间，写出书面的用药方法及时间表。尤其强调擅自停药，或不正规用药的副作用。

（2）针对主动限制摄入量、正在减肥的患者，让其明白短期性激素治疗不同于长期性治疗。肾上腺皮质激素治疗，不会引起发胖，以及接受正规治疗与健康的辩证关系。并纠正有些人因偏食习惯而造成的营养不良，让其懂得长期营养不良是诱发本病的因素之一。

（3）针对角色转变障碍的患者，让其懂得住院能得到最快最好的治疗，因而能最有效地治愈功血，才能早日恢复健康。说服患者和家属主动寻找能帮助患者照顾家务的社会支持系统人员（亲朋好友、街坊邻居、领导同事、子女的教师等）。

（4）针对害怕误诊的患者，详细了解发病经过及症状，让其阅读实验室报告，讲解报告的临床意义，并帮助其排除恶变的症状，甚至可将有关书籍借给其仔细阅读理解，或请主治医师再次与患者讲解病情及诊断依据。

（5）记录出血量，嘱患者保留卫生巾、尿垫及内裤等便于准确估计失血量，为及时补充体液和血液提供依据。对严重出血的患者需按时观察血压、脉搏、呼吸、尿量，并督促其卧床休息和不单独起床，以防发生晕倒受伤。如给予静脉输液时，做好配血、输血的准备。如发生出血性休克时，积极配合医师抗休克治疗。

（6）正确给药，严格执行性激素给药的护理措施：①重点交班，治疗盘醒目标记；②按量按时给药，不得随意停药或漏药，让患者懂得维持血液内药物浓度的恒定，可避免造成意外的阴道出血；③必须按规定在血止后开始减量，每 3 天减去原剂量的 1/3 量；④让患者懂得药物维持量是以停药后 3～5d 发生撤药性出血，和上一次月经时间为参考依据而制订的，要坚持服完维持量；⑤告知患者及家属，若治疗期间有不规则阴道出血，应及时汇报值班护士或医师，必须立即做出处理。

（7）预防感染做好会阴护理，并教会患者使用消毒的卫生巾或会阴垫，保持内裤和床单的清洁，每晚用 PP 液（1∶5 000 高锰酸钾）清洁外阴，以防逆行感染。观察与生殖器感染有关的体征，如宫体压痛，卫生巾、外阴有臭味，及体温、脉搏、呼吸、白细胞计数和分类的报道，一旦有感染症状，及时与医师联系，加用抗生素治疗。

（8）补充营养，成人体内大约每 100 毫升血液含铁 50 mg。因此，每天应从食物中吸收 0.7～2.0 mg 铁，功血患者更应增加铁剂的摄入量。根据患者喜爱的食品，推荐富含铁剂的食谱，如青春期患者可多食猪肝、禽蛋类食品，更年期患者则可多食鱼虾、新鲜水果和蔬菜类等低胆固醇高铁剂的食品。

下列食品中含铁剂量为：牛奶 700～2000g，瘦猪肉 29～83 g，猪肝 3～8g，鸭蛋 22～63g，带鱼 63～182g，鲤鱼 44～125g.苋菜 15～42g，黄豆 6～18g，榨菜 10～30g，土豆 77～222g，黄瓜或西红柿 175～500g，同时再注意添加大量的维生素，补充锌剂，以促进患者尽可能地在短期内纠正贫血。

3.健康指导

针对不同年龄期的患者讲解各期发病机制，国内外对此病的最新研究信息，正规治疗的整体方案，疗程的时间，写出书面的用药方法及时间表。尤其强调擅自停药或不正规用药的副作用。

（二）闭经

月经停止6个月称闭经，它是妇科疾病的一种常见症状，而不是疾病，通常把闭经分为原发性和继发性两类，前者是指女性年满18岁或第二性征发育成熟2年以上，仍无月经来潮者；后者是指曾有规律的月经周期，后因某种病理性原因而月经停止6个月以上者。根据发生的原因，闭经又可分为生理性和病理性两类，凡青春期前、妊娠期、哺乳期和绝经期后的停经，均属生理性闭经。因下丘脑－垂体－卵巢性腺和靶器官子宫，任何一个环节发生问题，导致的闭经为病理性闭经。

1.护理措施

（1）建立护患关系：表现出医护人员应有的同情心，取得患者的信赖，鼓励患者逐渐地表露心声，如对治疗的看法，对自我的评价，对生活的期望，面临的困难等。

（2）查找外界因素：引导患者回忆发病前不良因素的刺激，指导患者调整工作、生活节奏，建立患者认可的锻炼计划，增强适应环境改变的体育活动，学会自我排泄心理抑郁和协调人际关系的方法。

（3）讲解医学知识：耐心讲述闭经发病原因的复杂性，诊断步骤的科学性，实施检查的阶段性，才能取得准确的检查效果，对查明病因是有利的。对有接受能力的患者，可用简图表示下丘脑－垂体-卵巢性腺轴产生月经的原理，用示意图说明诊断步骤、诊断意义和实验所需的时间，使患者理解诊治的全过程，能耐心地按时、按需接受有关的检查。

（4）指导合理用药：患者领到药后，说明每种药物的作用、服法、可能出现的副作用等，并具体写清服药的时间、剂量和起始日期，最后评价患者的掌握程度，直到完全明白为止。

（5）关注全身健康状况：积极治疗慢性病。

2.用药及注意事项

（1）小剂量雌激素周期治疗：促进垂体功能，分泌黄体生成素，使雌激素升高，促进排卵。

（2）雌、孕激素序贯疗法：抑制下丘脑-垂体轴的作用，停药后可能恢复月经并出现排卵。

（3）雌、孕激素合并治疗：抑制垂体分泌促性腺激素，停药后出现反跳作用，使月经恢复及排卵。

（4）诱发排卵：卵巢功能未衰竭，又希望生育的患者，可根据临床情况选用促排卵的药物。

（5）溴隐亭的应用：适用于生理性溢乳闭经综合征。其作用是抑制促催乳激素以减少催乳激素。

3.健康指导

（1）让患者懂得闭经的发生、治疗效果与本人的精神状态有较密切的关系，逐渐克服自卑感，最终能战胜自我、重塑自我。

（2）让患者家属理解闭经治疗的复杂性和患者的心情变化，学会更细微地体贴关心患者。

（3）让患者懂得营养不良与闭经的关系，放弃不合理的饮食，配合诊治方案。

第二节　产科疾病

一、流产

妊娠不足 28 周、胎儿体重不足 1000g 而终止妊娠者称流产。流产发生于妊娠 12 周前者称早期流产，发生在妊娠 12 周至不足 28 周者称晚期流产。流产又分为自然流产和人工流产，本节内容仅限于自然流产。自然流产的发病率占全部妊娠的 15%左右，多数为早期流产。还有两种特别流产类型：稽留流产和习惯性流产。

（一）健康史

有无停经史、早孕反应、阴道出血、阴道的排出物、腹痛，既往有无流产史等，以此来判断是否流产以及识别流产的类型。

（二）身心状况

1.躯体状况

（1）阴道出血：先兆流产出血量少，血液可呈鲜红色，粉红色或深褐色；难免流产出血量多，超过月经量，色鲜红；不全流产阴道出血伴有胚胎组织的排出；完全流产阴道出血伴有胚胎组织的全部排出。

（2）腹痛：先兆流产轻微下腹痛，伴有腰酸及下坠感；难免流产或不全流产时腹痛加剧；完全流产时腹痛减轻或消失。

2.心理状况

被诊断为先兆流产的患者可能会为妊娠能否继续而焦虑、恐惧；妊娠无法进行者，可因阴道出血、腹痛等症状及失去胎儿的现实而愤怒、沮丧、悲伤。评估家属对流产事件的看法、心理感受以及情绪反应，评估家庭成员对孕妇的心理支持是否有利。

3.实验室及其他检查

妇科检查重点检查宫口有无扩张、有无组织物堵塞，子宫大小是否与停经月份相符，有无压痛，双侧附件有无块状物。

（1）人绒毛膜促性腺激素（HCG）：

测定若 HCG 低于正常值，提示将要流产。

（2）B 超检测：

可显示有无胎囊、胎动、胎心，从而可诊断并鉴别流产及其类型。

（三）护理措施

1.心理疏导

引导患者说出内心的焦虑和心理感受，鼓励患者提出有关疾病及胎儿安危问题。

让患者情绪稳定，告知其治愈可能性，应以良好的心态面对下一次妊娠，并建议患者作相关的检查，尽可能查明流产的原因，以便在下一次妊娠前或妊娠时及时采取处理、护理措施。

2.严密观察出血量和休克的早期征象

（1）对难免流产、不全流产的患者应积极采取措施及时做好终止妊娠的术前准备，术中的积极配合，促使胚胎组织及早完全排出，同时开放静脉，做好输液、输血的准备。

（2）对稽留流产者应重视和协助做好有关凝血功能的检查，遵医嘱按时按量地应用己烯雌酚，以增加子宫肌对缩宫素的敏感性，并做好手术前的一切准备工作。

3.缓解不适，做好保胎的护理

先兆流产与习惯性流产患者，应绝对卧床休息，保持足够的营养。按医嘱给予适量对胎儿无害的镇静剂和黄体酮等。保持排便通畅，防止腹胀与便秘的产生。严密观察病情，尤应注意腹痛、阴道出血及有无妊娠物的排出。协助做好辅助检查的测定，对于习惯性流产者，保胎时间应持续到超过每次流产的妊娠周数之后。

4.预防感染

手术时应严格执行无菌操作规程，指导患者保持外阴清洁，并用消毒溶液擦洗外阴每天 2 次，使用消毒的卫生垫，对出血时间长者，按医嘱给予抗生素。对流产合并感染者，先给予足量的抗生素，感染控制后再行手术“刮宫”。并嘱半卧位，严密观察患者体温、血常规及阴道分泌物。

5.健康教育

（1）先兆流产患者主要是卧床休息，减少对妊娠子宫的刺激，禁止性生活，注意营养。

（2）手术后患者如有阴道出血，腹痛应及时到医院就诊。

（3）有习惯性流产者，应在早期采取积极措施进行干预。

（4）保持外阴清洁，禁止盆浴 2 周，禁止性生活 1 个月，以防感染。

（5）指导避孕方法的实施，应告知若需再次妊娠者至少在流产 6 个月以后。

二、早产

早产是指在满 28 孕周至 37 孕周（196～258 天）的分娩。此时娩出的新生儿称早产儿，为各器官未成熟的新生儿。出生体重小于 2500g 的早产儿死亡率国内为 12.7%～20.8%，国外则胎龄越小、体重越低，死亡率越高。死亡原因主要是围生期窒息、颅内出血、畸形。早产儿即使存活，亦多有神经智力发育缺陷。中国早产占分娩总数的 5%～15%，约 15%的早产儿于新生儿期死亡，近年来，由于早产儿治疗学及监护手段的进步，其生存率明显提高，伤残率下降。国外学者建议将早产定义事件上限提前到妊娠 2 0 周。因此，防止早产是降低围生儿死亡率和提高新生儿素质的主要措施。

（一）护理评估

1.病史

详细评估可致早产的高危因素，如孕妇以往有流产、早产史或本次妊娠期有阴道出血史，则发生早产的可能性大，应详细询问并记录患者既往出现的症状及接受治疗的情况。此外，护士还应了解孕妇有无吸烟史、药物滥用或依赖史，以及孕妇的年龄、营养状况及精神心理状态。

2.身心状况

妊娠晚期者子宫收缩规律，间隔 5～10min，持续 30s 以上，伴以宫颈管消退≥75%以及进行性宫口扩张 2 cm 以上时，可诊断为早产临产。

早产已不可避免时，孕妇常会不自觉地把一些相关的事情与早产联系起来而产生自责感；由于怀孕结果的不可预知，恐惧、焦虑、猜疑也是早产孕妇常见的情绪反应。

3.诊断检查

通过全身检查及产科检查，核实孕周，评估胎重、胎方位等；观察产程进展，确定早产的进程。

（二）可能的护理诊断

（1）有新生儿受伤的危险：与早产儿发育不成熟有关。

（2）焦虑：与担心早产儿预后有关。

（3）自尊紊乱：与认为自己对早产的发生负有责任而又无力阻止早产有关。

（三）护理目标

新生儿不存在因护理不当而发生的并发症。产妇需建立照顾早产儿的信心，并学会照顾早产儿。患者能平静地面对事实，接受治疗及护理。

（四）护理措施

1.预防早产

孕妇良好的身心状况可减少早产的发生，突然的精神创伤亦可诱发早产。因此，应做好孕期保健工作、指导孕妇加强营养，保持平静的心情。避免诱发宫缩的活动，如抬举重物、性生活等。高危孕妇必须多卧床休息，以左侧卧位为宜，以减少宫缩并增加子宫血循环量，改善胎儿供氧，禁止性生活，慎做肛查和阴道检查等，积极治疗并发症，宫颈内口松弛者应于孕 14～16 周或更早些时间做子宫内口缝合术，以防止早产的发生。

2.药物治疗的护理

先兆早产的主要治疗为抑制宫缩，与此同时，还要积极治疗并发症。护理人员应明确具体药物的作用和用法，并能识别药物的副作用，以避免毒性作用的发生，同时，应对患者做相应的健康教育。常用抑制宫缩的药物有 3 类：①β肾上腺素受体激动剂。其作用为降低子宫肌肉对刺激物的应激性，使子宫肌肉松弛，抑制子宫收缩。此类药物的不良反应为心跳加快、血压下降、血糖增高、恶心、出汗、头痛等。常用药物有利托君、沙丁胺醇等。②硫酸镁。镁离子直接作用于肌细胞，使平滑肌松弛，抑制子宫收缩。一般采用 25%硫酸镁 16ml 加于 5%葡萄糖液 100～250ml 中，在 30～60min 内缓慢静脉滴注，直至宫缩停止。③前列腺素合成酶抑制剂。前列腺素有刺激子宫收缩和软化宫颈的作用，其抑制剂则有减少前列腺素合成的作用，从而抑制宫缩。常用药物有吲哚美辛及阿司匹林等。但此类药物可通过胎盘抑制胎儿前列腺素的合成与释放，使胎儿体内前列腺素减少，而前列腺素有维持胎儿动脉导管开放的作用，缺乏时动脉导管可能过早关闭而导致胎儿血循环障碍，因此，临床已较少用，必要时仅能短期（不超过 1 周）服用。

3.预防新生儿并发症的发生

在保胎过程中，应每日行胎心监护，教会患者自数胎动，有异常时及时采取应对措施。在分娩前按医嘱给孕妇糖皮质激素如地塞米松、倍他米松等，可促胎肺成熟，是避免发生新生儿呼吸窘迫综合征的有效步骤。

4.为分娩做准备

如早产已不可避免，应尽早决定合理分娩的方式，如臀位、横位，估计胎儿成熟度低，而产程又需较长时间者，可选用剖宫产术结束分娩；经阴道分娩者，应考虑使用产钳和会阴切开术以缩短产程，从而减少分娩过程中对胎头的压迫。同时，充分做好早产儿保暖和复苏的准备，临产后慎用镇静剂，避免发生新生儿呼吸抑制的情况；产程中应给孕妇吸氧；新生儿出生后，立即结扎脐带，防止过多母血进入胎儿循环造成循环系统负荷过重的状况。

5.为孕妇提供心理支持和保证

安排时间与孕妇进行开放式的讨论，让孕妇了解早产的发生并非她的过错，有时甚至是无缘由地，也要避免为减轻孕妇的负疚感而给予过于乐观的保证。由于早产是出乎意料的，孕妇多没有精神和物质的准备，对产程中的孤独感、无助感尤为敏感。因此，丈夫、家人和护士在其身旁提供支持较足月分娩更显重要，并能帮助孕妇重建自尊，以良好的心态承担早产儿母亲的角色。

（五）结果评价

患者能积极配合医护措施。患者和家人为照顾早产儿做好精神和物质的准备。母婴顺利经历全过程。

三、胎盘早剥

妊娠20周以后或分娩期正常位置的胎盘在胎儿娩出前部分或全部从子宫壁剥离，称为胎盘早剥。胎盘早剥是妊娠晚期的严重并发症，具有起病急、发展快的特点。若处理不及时可危及母儿生命。胎盘早剥的发病率，国外为1%～2%，国内为0.46%～2.1%。

（一）护理评估

1.一般情况

询问孕妇有无外伤史，有无妊娠期高血压疾病、慢性高血压、慢性肾脏病及血管性疾病等病史。

2.专科情况

（1）评估孕妇阴道出血的量、颜色；是否伴有腹痛，腹痛的性质、持续时间、严重程度；是否伴有恶心、呕吐。

（2）评估孕妇贫血的程度，与外出血是否相符。腹部检查：子宫的质地，有无压痛，压痛的部位、程度，子宫大小与妊娠周数是否相符，胎心音是否正常，胎位情况等。观察孕妇有无面色苍白、出冷汗、血压下降等休克体征。

3.实验室及其他检查

（1）B超检查：胎盘与子宫之间有无液性暗区。

（2）血常规检查：了解孕妇的贫血程度。血小板计数、出凝血时间、凝血酶原时间、纤维蛋白原测定和3P试验等，了解孕妇的凝血功能。

4.心理社会评估

评估时应了解孕妇及家属的心理状态，对大出血的情绪反应，有无恐惧心理，支持系统是否有力。

（二）护理措施

1.绝对卧床休息

建议左侧卧位，定时间断吸氧，加强会阴护理。

2.心理护理

允许孕产妇及家属表达心理感受，并给予心理方面的支持，讲解有关疾病的知识，解除由于出血引起的恐惧，以期配合治疗。

3.病情观察

（1）严密监测生命体征并及时记录。

（2）观察阴道出血量、腹痛情况及伴随症状，重点注意宫底高度、子宫压痛、子宫壁的紧张度及在宫缩间歇期能否松弛。

（3）监测胎心、胎动，观察产程进展。

（4）疑有胎盘早剥，或破膜时见有血性羊水，应密切观察胎心、胎动情况，观察宫底高度，密切注意生命体征。

（5）在积极抗休克治疗的同时，配合做必要的辅助检查。

4.手术准备

一经确诊为胎盘早剥，立即配合做好阴道分娩或即刻手术的准备工作，积极准备新生儿抢救器材。

5.治疗配合

确诊胎盘早剥后，应密切观察凝血功能，以防 DIC 的发生。及时足量输入新鲜血，补充血容量和凝血因子，根据医嘱给予纤维蛋白原、肝素或抗纤溶剂等药物治疗。

6.尿量观察

重症胎盘早剥应观察尿量，防止肾衰竭，注意尿色，警惕 DIC 的发生。若出现少尿或无尿症状时，应考虑肾衰竭的可能。

7.术后护理

分娩过程中及胎盘娩出后立即给予子宫收缩药物，防止产后出血。产后仍应注意观察生命体征和阴道出血量，若流出的血液不凝固，应考虑 DIC。

四、前置胎盘

胎盘的正常附着处在子宫体部的后壁、前壁或侧壁。如果胎盘附着于子宫下段或覆盖在宫颈内口处，位置低于胎儿的先露部，称为前置胎盘。前置胎盘是妊娠晚期出血的主要原因之一，为妊娠期的严重并发症。多见于经产妇，尤其是多产妇。

（一）护理评估

1.一般情况

详细询问孕产妇有无剖宫产手术史、人工流产术及子宫内膜炎等病史，此次妊娠经过，特别是孕 28 周后，是否出现无痛性、无诱因的反复阴道出血。

2.专科情况

（1）评估出血量：患者一般情况与出血量有关，大量出血时出现贫血，甚至休克症状。

（2）评估胎儿情况：可有胎动、胎心消失或胎动频繁。

3.辅助检查

（1）B 超检查可确诊并明确类型。

（2）阴道检查用于明确诊断。

（3）产后检查可见胎膜破口距胎盘边缘＜7 cm。

（二）护理措施

1.期待疗法

（1）做好心理护理

（2）保证休息，减少刺激：孕妇需住院观察，绝对卧床休息，尤以左侧卧位为佳，并定时间断吸氧，以提高胎儿血氧供应。避免各种刺激，减少出血机会。医护人员进行腹部检查时动作要轻柔，禁做阴道检查及肛查。

（3）纠正贫血：除采取口服硫酸亚铁、输血等措施外，还应加强饮食营养指导，建议孕妇多食高蛋白以及含铁丰富的食物，如动物肝脏、绿叶蔬菜以及豆类等。一方面有助于纠正贫血，另一方面还可增强机体抵抗力，同时促进胎儿发育。

（4）监测生命体征，及时发现病情变化：严密观察并记录孕妇生命体征，阴道出血的量、色、出血时间及一般状况，监测胎儿宫内状态，并按医嘱及时完成实验室检查项目，查血型，交叉配血备用。发现异常及时报告医师并配合处理。

（5）预防产后出血和感染：注意观察 T、P、R、BP、宫缩及阴道出血情况。及时更换会阴垫，以保持会阴部清洁、干燥。胎儿娩出后，及早使用宫缩剂以防止或减少产后出血。

2.终止妊娠

根据病情需要立即终止妊娠的孕妇，安排其去枕侧卧位，开放静脉，合血，做好输血准备。在抢救休克的同时，按腹部手术患者的护理进行术前准备，并做好母儿生命体征及抢救准备工作。

五、羊水栓塞

羊水栓塞是指在分娩过程中羊水突然进入母体血液循环引起急性肺栓塞，过敏性休克，弥散性血管内凝血，肾衰竭或猝死的严重的分娩期并发症。发病率为（4～6）/10 万，羊水栓塞是由于污染羊水中的有形物质（如胎儿毳毛，角化上皮，胎脂，胎粪等）和促凝物质进入母体血液循环引起。近年来有研究认为，羊水栓塞主要是过敏反应，是羊水进入母体循环后，引起母体对胎儿抗原产生的一系列过敏反应，故建议命名为“妊娠过敏反应综合征”。

（一）护理评估

1.健康史

应仔细评估与其发生有密切相关的诱因（如宫缩剂的应用不当，胎膜早破，引产时的剥膜或人工破膜，子宫收缩过强，前置胎盘，胎盘早剥，子宫破裂等）。

2.身心状况

（1）躯体状况。与妊娠月份、羊水进入的量与速度有关，可分为：①急性休克期，胎儿娩出前后短时间内或中期妊娠引产中，患者突然发生烦躁不安，寒战、呕吐等先兆症状，随之有呛咳、呼吸困难、胸闷、发绀、心率快，血压下降，肺部有湿啰音，很快发生抽搐昏迷等；②出血期，休克后不久，继之可出现出血倾向而血液不凝，此时出血可有下列特征。自发的，无产科原因；多部位（包括阴道出血、黏膜、鼻、皮下和注射针孔）出血，呈不凝状态；③肾衰竭，在休克及出血的同时伴有少尿、无尿或尿毒症的征象。羊水栓塞对胎儿威胁也很大，胎儿均有窘迫现象，胎心缓慢甚至消失，胎死宫内。

（2）心理状况。本病起病急，病情险恶，产妇危在旦夕，易产生恐惧感。

3.实验室及其他检查

（1）血凝障碍检查：血小板、凝血酶原时间及纤维蛋白原定量检查。

（2）腔静脉取血可查出羊水中的有形物质。

（3）X 线可见肺部双侧弥散性点状或片状浸润性阴影。

（二）护理诊断

1.气体交换受损

与肺血管栓塞，肺动脉高压及肺水肿有关。

2.组织灌流量改变

与出血多有关。

3.潜在的并发症

肾衰竭。

（三）预期目标

（1）产妇经急救呼吸困难和缺氧症状得以改善。

（2）产妇能维持最基本的生理功能。

（3）出血情况被及时发现和救治。

（四）护理措施

1.预防措施

（1）遵医嘱给予镇静剂及抑制子宫收缩剂，以缓解宫缩。

（2）协助做好人工剥膜与人工破膜，扩张宫颈和剥膜时均注意避免损伤；人工破膜时必须在宫缩间歇时进行，以减少羊水进入母体血循环的机会。

（3）在使用缩宫素时应有专人看护，以防止宫缩过强。

（4）对存在羊水栓塞诱因者，应严密观察，警惕羊水栓塞的发生。

2.配合抢救

（1）解除肺动脉高压，遵医嘱首选盐酸罂粟碱 30～90mg，稀释于 15%或 20%葡萄糖注射液 20mL 内静脉缓慢推注；或用阿托品 1～2mg，每 15～30 分钟静脉推注 1 次，两药并用效果更佳，氨茶碱 250mg 稀释于 25%葡萄糖注射液 20mL 内静脉缓慢推注；给予吸氧，严重者加压给氧，必要时气管插管或气管切开或使用呼吸机，注意维持有效的呼吸节律，使肺缺氧迅速得到改善；

（2）在补充血容量时，按医嘱给予新鲜血液或右旋糖酐（24h 内输注 500～1000 mL）；为确保输液途径的通畅，开放静脉应选用粗针头。

羊水栓塞早期按医嘱给予肝素抗凝；晚期则按医嘱，以抗纤溶。

3.严密观察

应专人护理，保持呼吸道的通畅，在抢救过程中正确有效及时地完成治疗计划。留置导尿管，保持导尿管的通畅，观察尿的排出量和性质，及时反映情况，采取措施，防止肾衰竭。定时测量血压、脉搏、呼吸，准确地测定出血量，并观察血凝情况，特别护理应详细记录情况和 24 h 的出入量。在各项操作中严格执行无菌操作，正确使用大剂量抗生素，防止肺部和生殖道感染。同时，配合做好实验室检查，采取血小板、凝血酶原时间、纤维蛋白原定量、鱼精蛋白副凝试验、凝血时间测定的血样标本。在反复观察动态变化中做到遵照医嘱及时反复抽血送验，及时反映异常数据。

4.提供心理支持

一旦发生羊水栓塞，医护人员均需冷静、沉着，抢救工作有条不紊；若产妇神志清醒，应加以鼓励，使其增强信心；理解家属焦虑的心理，耐心解答疑问并向家属介绍产妇病情的实际情况，同时指导避免其焦虑的状态影响产妇。待产妇病情稳定后，针对具体情况，提供康复及出院指导。

六、产后出血

产后出血指胎儿娩出后 24 h 内失血量超过 500 mL，为分娩期严重并发症，居我国产妇死亡原因首位。其发病率占分娩总数的 2%～3%，胎儿娩出后阴道大量出血及失血性休克等相应症状是产后出血的主要临床表现。

（一）护理诊断

1.潜在并发症

出血性休克。

2.有感染的危险

与大出血抵抗力低下、反复检查、操作有关。

3.疲乏

与出血致贫血有关。

4.体液不足

与大量出血有关。

（二）护理措施

（1）即刻给患者吸氧、配血、开放静脉液路输液、输血，要用大号针头或静脉留置针，同时观察并记录生命体征变化。

（2）迅速查明阴道出血的原因。

（3）子宫收缩乏力者，节律性按摩子宫；肌内注射或静脉滴注宫缩剂；无菌纱布条填塞宫腔，如仍不能止血，做好手术准备。

（4）产道裂伤者，应辨明解剖关系及时准确地修复缝合，注意不得留有无效腔。

（5）胎盘已剥离尚未娩出者，应排空膀胱，牵拉脐带，并按压宫底协助胎盘娩出；胎盘部分剥离或部分粘连者，手取胎盘；胎盘嵌顿者，配合麻醉师，应用麻醉剂，使狭窄环松解后手取胎盘；胎盘、胎膜残留者，应行宫腔探查，手取或用刮匙取出残留组织；胎盘植入者，应立即做好子宫切除的准备。

（6）凝血机制障碍者，协助医师确定原因，分别处理。

（7）出血停止后，至少观察 2 h，注意血压、宫缩及阴道出血量。让产妇安静休息，注意保暖。

（8）鼓励产妇进食营养丰富且易消化饮食，多进食含铁、蛋白质、维生素的食物。

（9）做好心理护理，消除恐惧心理。

（三）应急措施

产妇因血容量急剧下降而发生低血容量性休克。休克程度与出血量、出血速度和产妇自身状况有关。在治疗抢救中应注意。

（1）正确估计出血量，判断休克程度。

（2）针对出血原因行止血治疗的同时积极抢救休克。

（3）建立有效静脉通道，做中心静脉压监测，补充血液及晶体平衡液、新鲜冷冻血浆等纠正低血压。

（4）其他：给氧，纠正酸中毒，升压药物应用，肾上腺皮质激素应用，改善心脏功能及注意肾衰竭。

（5）防治感染，应用有效抗生素。

（四）健康教育

1.加强孕前及孕期保健

有凝血功能障碍和相关疾病者，应积极治疗后再受孕，必要时应在早孕时终止妊娠。做好计划生育宣传工作，减少人工流产。

2.重视对高危孕妇的产前检查

提前在有抢救条件的医院住院，预防产后出血的发生。

3.正确处理产程

（1）第一产程：注意让产妇休息，合理饮食，防止疲劳和产程延长；合理使用镇静剂。

（2）第二产程：认真保护会阴，正确掌握会阴切开指征和时机；阴道手术应轻柔规范；正确指导产妇使用腹压，避免胎儿过快娩出，造成软产道损伤。

（3）第三产程：不过早牵拉脐带，胎儿娩出后可等待15min；若有出血应立即查明原因，及时处理；胎盘娩出后仔细检查胎盘、胎膜有无缺损，检查软产道有无损伤及血肿。

4.加强产后观察

产后2小时是产后出血发生高峰期，产妇应在产房观察2 h。观察产妇生命体征、子宫收缩及阴道出血情况，发现异常及时处理。产妇回病房前应排空膀胱，鼓励产妇让新生儿及早吸吮奶头，从而反射性引起子宫收缩，减少出血量。产褥期禁止盆浴、性生活。

第五章 儿科护理

第一节 小儿内科疾病

一、小儿急性上呼吸道感染

急性上呼吸道感染（简称上感），病原体90%以上为病毒，是小儿时期最常见的一种疾病，是指鼻、鼻窦、咽、喉部的感染，一年四季均可发生，以冬春季节发病率最高，常可侵及口腔、中耳、眼部、颈淋巴结等邻近器官，如炎症向下蔓延则可引起气管炎、支气管炎或肺炎。婴儿表现为起病急，进食减少、腹泻、呕吐、发热。高热时可引起高热惊厥，而咳嗽症状不明显，儿童表现以咳嗽、鼻塞等局部症状为主，如为链球菌感染，可引起急性肾炎、风湿热等疾病。本病预后良好。

（一）临床表现

1.发热。

2.鼻塞、流涕、喷嚏、咳嗽。

3.乏力、食欲缺乏、呕吐、腹泻，儿童可诉头痛、腹痛、咽部不适。

4.咽部充血，有时扁桃体充血、肿大，颈淋巴结可肿大并压痛，肺部听诊多正常。

（二）护理要点

1.观察病情

密切患儿观察病情变化，警惕高热惊厥的发生。如患儿病情加重，体温持续不退，应考虑并发症的可能，需及时报告医师并及时处理。如病程中出现皮疹，应区别是否为某种传染病的早期征象，以便及时采取措施。

2.降低体温

（1）密切观察患儿体温变化，体温超过 38.5℃时给予物理降温，如头部冷敷、腋下及腹股沟处置冰袋、温水或乙醇擦浴、冷盐水灌肠等。

（2）遵医嘱给予退热剂。

（3）保证患儿摄入充足的水分，给予易消化和富含维生素的清淡饮食，必要时静脉补充营养和水分；及时更换汗湿的衣服并适度保暖，避免因受凉而使症状加重或反复；保持口腔及皮肤清洁。

3.促进舒适

保持室内空气清新，维持室温在 18～22℃，湿度 50%～60%；及时清除鼻腔及咽喉部分泌物，保证呼吸道通畅，鼻塞严重时于清除鼻腔分泌物后用 0.5%麻黄碱液滴鼻，每次 1～2 滴。对因鼻塞而妨碍吸吮的婴幼儿，应在哺乳前 10～15min 滴鼻，使鼻腔通畅，保证吸吮；注意观察患儿咽部充水肿等情况，咽部不适时可给予润喉片或行雾化吸入。

4.健康教育

指导家长掌握上呼吸道感染的预防知识和护理要点，懂得相应的应对技巧，如加强体格锻炼，多进行户外活动，以提高机体抵抗力，但在呼吸道疾病流行期间，避免去人多拥挤的公共场所；气候变化时增减衣服，避免过热或过冷。鼓励母乳喂养，积极预防各种慢性病，如维生素 D 缺乏性佝偻病、营养不良及贫血等。在集体儿童机构中，如有伤感流行趋势，应早期隔离患儿，室内用食醋熏蒸法消毒。

（三）注意事项

1.在护理感冒患儿的过程中，要注意观察孩子的病情的变化，因为有些传染病的早期症状，也和感冒差不多。要注意患儿发热时有哪些并发症状。如果吃了退热药热退了，精神好了，基本和平时差不多爱动、爱笑，也喜欢吃东西，没有呕吐，没有疼痛，就说明病已基本痊愈，可在家继续观察。

2.每天早、晚看看孩子的前胸后背有没有红疹，臀部有没有紫斑。较小的患儿肛门周围有没有红肿，大腿根部、腋下有无肿痛，胳膊、腿活动是否自如，尾骶部、背部皮肤有无红肿及黯紫；耳朵里有没有流水、流脓；有没有呕吐、腹痛、脓血便；面色是否黯淡或苍白，眼神是否发呆；有没有牙龈渗血、鼻出血等。如果观察到上述症状，就要立即去医院诊治。

3.感冒虽无特效药，但有其病程规律，有的发热 3～5 d，有的要 7～10 d，这期间只要按时治疗，护理得当，是可以安全渡过的。

二、小儿急性支气管炎

急性喉、气管、支气管炎是指由病毒或细菌感染所致。喉、气管、支气管急性弥散性炎症。以喉部及声带下水肿、气管、支气管渗出物稠厚及全身中毒症状为特征。主要发生于婴幼儿时期，2 岁左右幼儿的发病率最高。男性发病率较女性高。常见于寒冷季节。常在病毒感染的基础上继发细菌感染。患儿表现发热、声音嘶哑、咳嗽的声音很有特点称为犬吠样咳嗽、呼吸困难等。肺部听诊可闻及干、湿啰音。起病急，病情严重，若不及时治疗，会造成严重后果。

（一）病因

病原是病毒、肺炎支原体或细菌，或为其合并感染。在病毒感染中，以流感、腺病毒、3 型副流感及呼吸道融合胞病毒等占多数，肺炎支原体亦不少见。凡可引起上呼吸道感染的病毒都可成为支气管炎的病原体，在病毒感染的基础上，致病性细菌可引起继发感染。较常见的细菌是肺炎球菌、β 溶血性链球菌 A 组、葡萄球菌及流感杆菌，有时为百日咳杆菌、沙门菌属或白喉杆菌。营养不良、佝偻病、变态反应以及慢性鼻炎、咽炎等皆可为本病的诱因。

（二）临床表现

本病常见于婴幼儿，2 岁以下发病率最高，冬、春季为高发季节。临床上患儿即有急性喉症状又有气管炎的症状。

先有上呼吸道感染卡他症状，很快出现高热、吸气性呼吸困难、声音嘶哑、犬吠样咳嗽、吸气性喉喘鸣及三凹征。再严重表现全身中毒症状明显，面色苍白，口唇紫绀，脉搏快而弱，精神萎靡，烦躁不安，甚至昏迷。感染沿着气管、支气管蔓延，咳嗽加重，痰不易咳出，出现呼气性呼吸困难。夜间病情加重。

体格检查：患儿咽部充血、喉及声带有明显水肿，胸部听诊呼吸音低有干、湿啰音。

（三）辅助检查

（1）胸部X线检查：肺纹理增粗或正常，偶有肺门阴影增浓。

（2）血液生化检查：周围血白细胞总数正常或偏低，由细菌引起或合并细菌感染时白细胞总数升高、中性粒细胞增多。

（四）护理要点

1.维持呼吸道通畅，及时清除呼吸道分泌物

（1）用手轻拍患儿背部，促使痰液排出。方法是护士将手的五指并拢、掌指关节略屈呈空心掌状，由下向上、由外向内，轻拍患儿胸壁以震动气道，使痰液松动，同时边拍边鼓励患儿咳嗽以协助痰液排出。拍背力量要适中，以不使患儿感到疼痛为宜，拍背时间为10min左右，宜在餐前进行，拍背后30 min方可进餐，也可在餐后2 h进行。

（2）若呼吸道分泌物较多而排出不畅时，可进行体位引流，使呼吸道分泌物借助重力排出。

（3）必要时给予吸痰，选用软的吸痰管，动作要轻柔，以防损伤呼吸道黏膜，且吸痰不能过频和过慢（过频可刺激黏液产生增多，过慢可妨碍呼吸使缺氧加重），吸痰不宜在哺乳后1 h内进行，以免引起患儿呕吐；吸痰时患儿多因刺激而咳嗽、烦躁，吸痰后宜立即吸氧。

（4）对痰液黏稠不宜咳出者，可按医嘱给予超声雾化吸入或蒸汽吸入，以稀释痰液利于咳出；雾化吸入器中加入庆大霉素、利巴韦林（病毒唑）、地塞米松、糜蛋白酶等药物。雾化吸入每日2次，每次20 min；因雾化吸入必须深吸气才能达到最佳效

果，应对患儿进行指导。

2.维持体温正常

密切观察患儿体温变化，体温超过38.5℃时采取物理降温、按医嘱给予退热剂等措施。

3.保持室内空气清新

每日通风1～2次，每次15～30 min，温度18～22℃，湿度50%～60%，减少对支气管黏膜的刺激；注意休息，避免剧烈的活动和游戏。保证充足的水分及营养的供给，选择高蛋白、高热量、高维生素清淡的流质或半流质饮食，并应少食多餐；并做好口腔护理，婴儿可在进食后喂适量温开水，年长儿应在晨起、餐后、睡前漱口。

4.观察病情

密切观察患儿的生命体征及精神、面色、缺氧等情况。密切观察患儿咳嗽、咳喘的性质。密切监测患儿痰液的颜色、量、气味等。

5.心理护理

及时向家长介绍患儿的病情，耐心解答问题，做好心理疏导，使他们对本病有正确的认识，从而消除紧张、焦虑的情绪。

6.健康教育

向患儿及家长介绍本病的病因、主要表现及治疗要点。告知患儿及家长本病易反复发作，强调预防的重要性，让患儿及家长了解增强机体抵抗力的方法，如指导患儿及家长适当开展户外活动，进行体格锻炼，增强机体对气温变化的适应能力。如根据气温变化增减衣服，避免受凉或过热等。告诉患儿及家长在呼吸道疾病流行期间，避免到人多拥挤的公共场所，以免交互感染。积极防治营养不良、贫血和各种传染病，按时预防接种。

三、婴幼儿肺炎

肺炎是一种小儿主要常见病，3岁以内的婴幼儿在冬、春季节患肺炎较多，由细菌和病毒引起的肺炎最为多见。婴幼儿肺炎无论是由什么病原体引起的，统称为支气管肺炎，又称小叶性肺炎。

（一）临床表现

1.感染性肺炎

（1）产前感染性肺炎： 称早发型肺炎，发生于出生时或生后数小时，多在娩出后 24 h 内发病。婴儿出生时多有窒息，复苏后呼吸快、呻吟、体温不稳定、反应差，之后啰音等表现，严重时可出现呼吸衰竭。因羊水感染者，常有明显的呼吸困难和肺部啰音。但是血性感染者以黄疸、肝脾大、脑膜炎等多系统出现症状为主，常缺乏肺部体征。

（2）产时感染性肺炎：常为出生时获得性感染，需经过潜伏期后始发病。患儿因病原不同，临床表现差别较大，且容易引发全身感染。

（3）出生后感染： 出生后感染发病较晚。①一般症状：新生儿咳嗽反射尚未完全形成、胸廓发育相对不健全呼吸肌软弱，因此患病时少有咳嗽，呼吸运动表浅，症状缺乏特异性，并且可听不到肺部啰音，可不发热也可发热或体温不升等。呼吸困难仅表现为呼吸暂停、不规则或气促，缺氧严重时出现皮肤青紫。②一般特点 ：起病前或有上呼吸道感染的症状，表现为呼吸浅促、点头呼吸、鼻翼翕动、发绀、口吐白沫，食欲差、拒奶、呛奶，精神萎靡或烦躁不安、反应低下，呕吐，体温异常。患儿口吐泡沫，是新生儿咳喘的一种表现形式，有一定临床意义。肺部体征早期常不明显，偶可在脊柱两旁听到细湿啰音或在吸气未听到捻发音等。③重症 ：可出现呼吸困难、点头呼吸、呼吸暂停和吸气时胸廓有三凹征，出现不吃、不哭、体温低等症状，甚至发生心力衰竭和呼吸衰竭。

2.吸入性肺炎

乳汁吸入者多为喂乳呛咳，乳汁从口、鼻流出，伴气急、发绀等，严重者会窒息。羊水、胎粪吸入者多数会窒息，在复苏或出生后出现呼吸急促或呼吸困难，伴呻吟、发绀。

其中胎粪吸入者病情较重，可发生呼吸衰竭、肺气肿、肺不张、肺动脉高压及缺氧缺血性脑病的中枢神经系统表现。若并发气胸、纵隔气肿，病情突变加重，甚至导致死亡。

（二）护理要点

（1）肺炎患儿需要一个良好的居住环境，室内要保持清洁，空气要新鲜流通，阳光充足，根据天气情况每天开窗 2～3 次，每次 10～30min；还需要保持良好的温度和湿度，室温保持在 18～20℃，湿度应保持在 50%～60%为宜。

（2）肺炎患儿在发热的时候最好是卧床休息，保持足够的睡眠，良好的休息对于缓解病情很有好处。

（3）患肺炎的小儿消化功能会暂时降低，如果饮食不当会引起消化不良和腹泻。根据患儿的年龄特点给以营养丰富易于消化的食物，要多饮水以补充因发热及呼吸过快而丧失的水分，要少食多餐，同时限制钠盐的摄入，避免加重心肺负担。

（4）要注意患儿保暖，避免对流风。但患儿衣服不宜过多过紧，以免加重出汗，出汗后应及时更换干燥温暖的衣服，腹泻时尿片应勤更换，并用开水烫过晒干后再用。定期查看患儿腹股沟、臀部皮肤，每天用温水擦洗，防止皮肤糜烂。

（5）要时刻保持呼吸道通畅，对多痰的患儿可定时拍打他的背部，帮助其排出痰液。经常清除孩子鼻道分泌物，睡觉时让孩子头部偏侧。婴儿在咳嗽时，应停止哺喂，以免食物呛入气管。对于呼吸困难的婴幼儿应将其抱起哺喂，以免乳汁吸入气管引起窒息，若发生呛奶、呕吐的患儿，要及时清除口腔、鼻孔内的食物。

（6）定时测量体温，低热时可先松解衣被。给予物理降温，如温水浴、冰袋冷敷等。如果体温继续上升达 38.5℃时可给予药物降温，重复使用药物降温，时间间隔应该大于 4h。

（7）密切注意患儿病情变化，若突然出现剧烈的咳嗽、气急、口周发紫、神情萎靡、高热、烦躁不安，提示病情恶化，应立即送医院救治。

四、支气管哮喘

支气管哮喘是一种表现反复发作性咳嗽、喘鸣和呼吸困难，并伴有气道高反应性的可逆性、梗阻性呼吸道疾病。一般认为，与变态反应有关，但众多的研究证明，不是所有哮喘患者都有明确的免疫学变化，反之，也不是所有变态反应性疾病患者均发生哮喘。哮喘可在任何年龄发病，但多数始发于4～5岁以前。积极防治小儿支气管哮喘对防治成人支气管哮喘意义重大。

（一）临床表现

1.发作时症状

患儿烦躁不安，出现呼吸困难，以呼气困难为著，往往不能平卧，坐位时耸肩屈背，呈端坐样呼吸困难。有时喘鸣音可传至室外。患儿面色苍白、鼻翼翕动、口唇、指甲发绀，甚至冷汗淋漓，面容惊恐不安，往往显示患儿处于危重状态，应予积极处理。

2.发作间歇期症状

此时虽无呼吸困难，表现如正常儿童，但仍可自觉胸部不适。由于导致支气管易感性的病理因素依然存在，在感染或接触外界变应原时可立即触发哮喘发作，但多数患儿症状可全部消失，肺部听不到哮鸣音。

3.慢性反复发作症状

哮喘本身为一种慢性疾病，但有的患儿常年发作，或虽可用药物控制，但缓解期甚短，大多是由于急性发作控制不利或反复感染而发生。由于长期支气管痉挛，气道阻力增加而致肺气肿。体格检查时可见胸部呈桶状，前后径加大，肺底下移，心脏相对浊音界缩小。有时虽无急性发作，但活动后亦常感胸闷气急，肺部常可闻及哮吼音，或经常合并感染，痰多，由炎性分泌物阻塞而发生肺不张，大多见于右肺中叶。有的发展成支气管扩张，大多见于右肺中叶；有的发展成支气管扩张，偶见合并纵隔气肿或气胸。严重者有程度不等的心肺功能损害，甚至发生肺源性心脏病。

（二）病因

诱发支气管哮喘的因素是多方面的，常见因素包括如下。

1.过敏原

过敏物质大致分为三类：①引起感染的病原体及其毒素。小儿哮喘发作常和呼吸道感染密切相关，婴幼儿哮喘中95%以上是由于呼吸道感染所致，主要病原体是呼吸道病毒，如合胞病毒（RSV）、腺病毒、流感、副流感病毒等。现已证明合胞病毒感染可因发生特异性IgE介导Ⅰ型变态反应而发生喘息。其他如鼻窦炎、扁桃体炎、龋齿等局部感染也可能是诱发因素。②吸入物：通常自呼吸道吸入，国内应用皮肤试验显示，引起哮喘最主要过敏原为尘螨、屋尘、霉菌、多价花粉（蒿属、豚草）、羽毛等，亦有报告接触蚕发哮喘，特别是螨作为吸入性变应原，在呼吸道变态反应性疾病中占有一定重要地位，儿童期对螨的过敏比成人为多，春秋季是螨生存的最短适宜季节，因此，尘螨性哮喘常见于春秋季，且夜间发病者多见。此外，吸入变应原所致哮喘发作往往与季节、地区和居住环境有关，一旦停止接触，症状即可减轻或消失。③食物：主要为异性蛋白质，如牛奶、鸡蛋、鱼虾、香料等，食物过敏以婴儿期为常见，4～5岁以后逐渐减少。

2.非特异性刺激物质

如灰尘、烟（包括香烟及蚊香）、气味（工业刺激性气体、烹调时油气味及油漆味）等。这些物质均为非抗原性物质，可刺激支气管黏膜感觉神经末梢及迷走神经，引起反射性咳嗽和支气管痉挛，长期持续可导致气道高反应性，有时吸入冷空气也可诱发支气管痉挛。有学者认为空气污染日趋严重，也可能是支气管哮喘患病率增加重要原因之一。

3.气候

儿童患者对气候变化很敏感，如气温突然变冷或气压降低，常可激发哮喘发作，因此，一般春秋两季儿童发病明显增加。

4.精神因素

儿童哮喘中精神因素引起哮喘发作虽不如成人为明显，但哮喘儿童也常受情绪影响，如大哭大笑或激怒恐惧后可引起哮喘发作。有学者证明，在情绪激动或其他心理活动障碍时常伴有迷走神经兴奋。

5.遗传因素

哮喘具有遗传性，患儿家庭及个人过敏史，如哮喘、婴儿湿疹、荨麻疹、过敏性鼻炎等的患病率较一般群体为高。

6.运动

国外报道，约90%的哮喘患儿，运动常可激发哮喘，又称运动性哮喘（EIA），多见于较大儿童，剧烈持续（5～10 min上）的奔跑以后最易诱发哮喘，其发生机制是免疫性的。

7.药物

药物引起的哮喘也较常见。主要有两类药物，一类是阿司匹林及类似的解热镇痛药，可造成所谓内源性哮喘，如同时伴有鼻窦炎及鼻息肉，则称为阿司匹林三联征。其他类似药物有吲哚美辛、甲芬那酸等。引起哮喘的机制可能为阿司匹林抑制前列腺素合成，导致cAMP含量减少，释放化学介质引起哮喘，这类哮喘常随年龄增长而减少，青春期后发病见少。另一类药物为作用于心脏的药物，如普萘洛尔、心得平等可阻滞β受体而引起哮喘，此外，很多喷雾吸入剂亦可因刺激咽喉反射性引起支气管痉挛，如色甘酸钠、乙酰半胱氨酸等，其他如碘油造影，磺胺药过敏也常可诱发哮喘发作。

（三）护理要点

通过护理使患儿喘息得到缓解消除，呼吸困难改善；有效清除呼吸道分泌物，气道通畅；在哮喘持续状态时能被及时有效处理，不出现并发症或有并发症时得到及时有效处理。

1.解除呼吸困难

保持病室环境舒适、空气新鲜，每天通风1～2次。避免诱发哮喘的因素，如烟、尘、花粉、异味气体吸入等。遵医嘱给予肾上腺皮质激素和平喘药，注意通气改善情况。使患儿取坐位或半卧位以利呼吸。给予持续低流量吸氧，氧浓度以30%～40%为宜。保持呼吸道通畅，必要时吸痰。监测并评价患儿的呼吸、面色、心率、血压和血气分析情况，及时汇报并记录。鼓励患儿深慢呼吸。

2.保持呼吸道通畅

避免过敏原保持室内温、湿度适宜，温度18～20℃，湿度50%～60%。遵医嘱补液并鼓励患儿饮水，维持足够的液体，使补液稀释。遵医嘱给予雾化吸入每日3～4次，每次15～20 min。指导患儿有效咳嗽，掌握有效咳嗽咳痰的技巧，如翻身、拍背、行深呼吸后咳嗽、咳痰。必要时吸痰给氧。合并细菌感染时遵医嘱给有效抗生素治疗。了解每次发病的细节，找出引起哮喘的原因和过敏原，如尘螨、花粉、羽毛、真菌等。一旦明确过敏原，应尽量避免接触，对找不到过敏原而反复发作的患儿，家长应给患儿改变生活环境，寻找过敏原。

3.心理护理

向患儿家长讲解哮喘的常诱发因素、临床表现和治疗方案。哮喘发作的患儿会经常会出现焦虑不安，责任护士应陪伴在患儿身边，安慰患儿，并给予心理支持，以减轻精神紧张。指导患儿家长随身备用平喘吸入剂以备急需，指导吸药技术。保持患儿舒适的体位，保证充分休息，以减轻患儿体力消耗。保持病室的环境清洁、安静、安全、舒适，减少不良刺激。

4.并发症的预防和护理

保持室内空气清新，光线柔和。保证患儿休息，协助其生活护理，保持心电监护。对哮喘持续状态的护理应给予面罩给氧，氧浓度40%，保持氧分压70～90mmHg。液体入量，纠正酸碱平衡紊乱。静脉给予肾上腺皮质激素、氨芬碱，α受体激动剂，解除支气管平滑肌痉挛。密切注意患儿的意识神志、呼吸、全身衰竭情况，虽经治疗仍不缓解时可考虑气管切开和机械通气。

患儿烦躁不安时给予镇静剂地西泮、水合氯醛灌肠等，但注意防止引起呼吸抑制。

第二节　小儿外科疾病

一、肠套叠

肠套叠是指一段肠管套入与其相连的肠腔内，并导致肠内容物通过障碍。临床上常见的是急性肠套叠，慢性肠套叠一般为继发性。急性肠套叠最多见于婴儿期，以4～10个月婴儿多见，2岁以后随年龄增长发病率逐年减少。男女之比为（2～3）∶1。肠套叠一年四季均有发病，以春末夏初发病率最高，可能与上呼吸道感染及病毒感染有关。在我国发病率较高，占婴儿肠梗阻的首位。

（一）病因

急性肠套叠病因尚不清楚，可能与下列因素有关。

1.饮食改变

生后4～10个月，正是婴儿添加辅食及增加乳量的时期，也是肠套叠发病高峰期。由于婴儿肠道不能立即适应所改变食物的刺激，导致肠道功能紊乱，引起肠套叠。

2.回盲部解剖因素

婴儿期回盲部游动性大，回盲瓣过度肥厚，小肠系膜相对较长，新生儿回肠盲肠直径比值1∶1.43，而成人为1∶2.5，提示回肠盲肠发育速度不同。婴儿90%回肠瓣呈唇样凸入盲肠，长达1 cm以上，加上该区淋巴组织丰富，受炎症或食物刺激后易引起充血、水肿、肥厚，肠蠕动易将回盲瓣向前推移，并牵拉肠管形成套叠。

3.病毒感染

系列研究报道急性肠套叠与肠道内腺病毒、轮状病毒感染有关。

4.肠痉挛及自主神经失调

由于各种食物、炎症、腹泻、细菌毒素等刺激肠道产生痉挛，使肠蠕动功能节律紊乱或逆蠕动而引起肠套叠。也有人提出，由于婴幼儿交感神经发育迟缓，自主神经系统活动失调引起肠套叠。

5.遗传因素

临床上发现有些肠套叠患者有家族发病史。

（二）临床表现

小儿肠套叠分为婴儿肠套叠（1 岁以内者）和儿童肠套叠，临床上以前者多见。

1.婴儿肠套叠多

为原发性肠套叠，临床特点如下。

（1）阵发性哭吵：常见既往健康肥胖的婴儿，突然出现阵发性有规律的哭闹，持续 10～20 min，伴有手足乱动、面色苍白、拒食、异常痛苦表现，然后有 5～10 min 或更长时间的暂时安静，如此反复发作。此种阵发性哭闹与肠蠕动间期相一致，由于肠蠕动将套入肠段向前推进，肠系膜被牵拉，肠套叠鞘部产生强烈收缩而引起的剧烈疼痛，当蠕动波过后，患儿即转为安静。肠套叠晚期合并肠坏死和腹膜炎后，患儿表现出萎靡不振，反应低下。

（2）呕吐：初为奶汁及乳块或其他食物，以后转为胆汁样物，1～2d 后转为带臭味的肠内容物，提示病情严重。

（3）腹部包块：在两次哭闹的间歇期检查腹部，可在右上腹肝下触及腊肠样、稍活动并有轻压痛的包块，右下腹一般有空虚感，肿块可沿结肠移动，严重者可在肛门指诊时，在直肠内触到子宫颈样肿物，即为套叠头部。

（4）果酱样血便：婴儿肠套叠发生血便者达 80%以上，为首要症状就诊，多在发病后 6～12h 排血便，早者在发病后 3～4h 即可出现，为稀薄黏液或胶冻样果酱色血便，数小时后可重复排出。

（5）肛门指诊：有重要临床价值，有些来诊较早的患儿，虽无血便排出，但通过肛门指诊可发现直肠内有黏液血便，对诊断肠套叠极有价值。

（6）全身状况：依就诊早晚而异，早期除面色苍白，烦躁不安外，营养状况良好。

晚期患儿可有脱水，电解质紊乱，精神萎靡不振、嗜睡、反应迟钝。发生肠坏死时，有腹膜炎表现，可出现中毒性休克等症状。

2.儿童肠套叠

儿童肠套叠临床症状与婴儿肠套叠相比较，症状不典型。起病较为缓慢，多表现为不完全性肠梗阻，肠坏死发生时间相对比较晚。患儿也有阵发性腹痛，但发作间歇期较婴儿为长，呕吐较少见。据统计，儿童肠套叠发生便血者只有40%左右，而且便血往往在肠套叠后几天才出现，或者仅在肛门指诊时指套上有少许血迹。儿童较合作时，腹部查体多能触及腊肠型包块。很少有严重脱水及休克表现。

（三）护理措施

1.密切观察患儿腹痛、呕吐、腹部包块情况。若患儿经空气（或钡剂）灌肠复位治疗后症状缓解，常表现为以下几种情况。

（1）安静入睡，不再哭闹，停止呕吐。

（2）腹部肿块消失。

（3）拔出肛管后排出大量臭味的黏液血便，继而变为黄色粪水。

（4）口服药用炭0.5～1g，6～8h后大便内可见炭末排出；如患儿仍然烦躁不安，阵发性哭闹，腹部包块仍存，应怀疑是否套叠还未复位或又重新发生套叠，应立即通知医师做进一步处理。

2.密切观察生命体征、意识状态，特别注意有无水电解质紊乱、出血及腹膜炎等征象，做好手术前准备。

3.向家长说明选择治疗方法的目的，解除家长心理负担，争取对治疗和护理的支持与配合。

4.对于手术后患儿，注意维持胃肠减压功能，保持胃肠道通畅，预防感染及吻合口瘘。患儿排气、排便，证明胃肠功能恢复正常后开始由口进食，饮食调整视手术是否切除肠管而定。

二、肠梗阻

肠管内或肠管外的病变引起肠内容物通过障碍，就叫肠梗阻。引起肠梗阻的原因有两大类，一类叫机械性肠梗阻，多由于肠闭锁、肠狭窄、肠粘连、肠肿瘤、肠套叠、肠扭转等原因所致。另一类叫功能性肠梗阻，多由于消化不良、肠炎、腹膜炎、肺炎、败血症及腹部手术后等原因引起的肠麻痹所致。发生肠梗阻后，因肠内容物堵塞，肠管蠕动紊乱，患儿出现腹疼、呕吐、肛门停止排气排便、腹胀等症状。随着病情的进展，上述症状逐渐加重，腹部调线拍片及透视可以看到肠管胀气和气液面等异常体征。

同时，因肠管内大量渗液，呕吐大量胃肠液以及毒素吸收等原因，病儿发生脱水，酸中毒，精神萎靡，烦躁或嗜睡，发热等一系列全身性改变。若并发肠管缺血和坏死、肠穿孔，则可危及生命。

一旦发生肠梗阻要及时上医院，查清肠梗阻的原因，及时处理。慢性肠梗阻尽管病情较缓，但常逐渐加重，也需及早治疗。

（一）病因

引起肠梗阻的原因可分为机械性和非机械性两大类。易于理解，机械性肠梗阻是指肠道被阻塞，其原因可由于肠管本身病变、肠管外压迫和肠管内异物阻塞 3 种情况。细分起来，肠管本身病变可以是先天性的（如闭锁、狭窄、发育不全）、炎症性（如克罗恩病、细菌性和放射性小肠炎）、肿瘤（原发或转移、恶性或良性）、肠套叠等；肠管外压迫可以是疝（内、外疝）、粘连、先天性条索、扭转、肿块压迫（如肿瘤、脓肿、血肿、变异血管）；肠内异物阻塞可以是食入异物、胆石、粪石或粪便、钡剂、寄生虫。非机械性肠梗阻一类是神经肌肉紊乱，包括麻痹性肠梗阻、肠段神经节阙如（如巨结肠症）；另一类是血管闭塞如动脉或静脉。

值得注意的是，不同的国家和地区及不同年代、不同原因引起的肠梗阻的发生率有差别。总的趋向是嵌顿性外疝引起的相对下降，而继发于腹内粘连则相对上升。

（二）症状

肠梗阻最主要的临床症状是腹痛、呕吐、腹胀、停止排气排便四大症状。

1.腹痛

机械性肠梗阻因肠蠕动增强，常有阵发性腹绞痛。腹痛发作时患者常自感腹内有气体窜行，可见到或扪到肠型，听到高亢肠鸣音；如果是不完全肠梗阻，当气体通过梗阻后，疼痛骤然减轻或消失；当肠扭转和肠套叠时，因肠系膜过度受牵拉，疼痛为持续性并阵发性加重；到病程晚期由于梗阻以上肠管过度扩张、收缩乏力，疼痛的程度和频率都减轻；当出现肠麻痹后，腹痛转变为持续性胀痛。

2.呕吐

呕吐的频繁度、呕吐量及呕吐物性状随梗阻部位的高低而有所不同。高位梗阻（主要指十二指肠和空肠近侧）呕吐出现较早、较频繁，呕吐量较多；低位梗阻呕吐出现较晚，次数也较少，呕吐量较少，低位梗阻由于细菌繁殖的作用，呕吐物还具有粪臭味。

3.腹胀

梗阻时因肠管扩张而引起腹胀。腹胀程度因梗阻是否完全及梗阻部位而异。梗阻越完全，部位越低，腹胀越明显；有时梗阻虽完全，但由于肠管贮存功能丧失，呕吐早而频繁，亦可不出现腹胀；若不注意这一情况，可导致漏诊、误诊。闭袢型肠梗阻常表现出不对称性腹部膨胀，有时可在该处扪到扩张的肠管。

4.停止排气排便

肠梗阻因为肠内容物运送受阻，不能排出体外，故肛门停止排气排便。但必须注意的是，梗阻部位远端的肠内容物仍可由蠕动下送。因此，即使完全梗阻，在这些内容物排净之前，患者可继续有排气排便，只是在排净之后才不再有排气排便。当然，在不完全性梗阻，排气排便现象不会完全消失。

此外，肠梗阻的临床症状还有水电解质和酸碱平衡紊乱，遇有绞窄性梗阻、肠坏死，可出现休克、腹膜炎和胃肠出血等表现。

一旦发生肠梗阻要及时去医院，查清肠梗阻的原因，及时处理。慢性肠梗阻尽管病情较缓，但常逐渐加重，也需及早治疗。

（三）护理诊断及预期目标

1.疼痛

与梗阻的肠内容物不能运行或通过障碍，肠蠕动增强有关。

预期目标：患者自诉疼痛减轻。

2.体液不足

与禁食、呕吐、第三间隙积液造成血容量不足有关。

预期目标：患者体液不足得到纠正和改善。

3.潜在并发症

肠坏死、腹膜炎。

预期目标：护理人员密切观察病情变化，能够早期发现异常并协助医师采取处理措施。

（四）护理措施

1.非手术疗法的护理

（1）饮食：肠梗阻者应禁食，待梗阻缓解后 12 小时方可进少量流食，但忌甜食和牛奶，以免引起肠胀气，48 小时后可试进半流食。

（2）胃肠减压：以减轻腹痛、腹胀。保持减压通畅，做好减压期间相关护理。

（3）解痉、止痛：单纯性肠梗阻可应用阿托品类解痉药缓解疼痛，禁用吗啡类止痛药，以免掩盖病情而延误诊断。

（4）液体疗法的护理：保证输液通畅，记录 24h 出、入液体量，观察水电解质失衡纠正情况等。

（5）防治感染和中毒：遵医嘱应用抗生素，以减少毒素吸收，减轻中毒症状。

（6）病情观察：严密观察患儿病情变化，以及时发现绞窄性肠梗阻的体征。出现下列情况时应考虑到有绞窄性肠梗阻的可能，应及早采取手术治疗。

1）腹痛：发作急剧，起始即为持续性腹痛，或在阵发性加重之间仍有持续性腹痛。肠鸣音可不亢进。

2）呕吐：早期剧烈而频繁。

3）腹胀：不对称，腹部有局限性隆起或触及压痛性包块（胀大的肠袢）。

4）有明显的腹膜刺激征，体温上升，脉率增快，白细胞计数增高。

5）呕吐物、胃肠减压抽出液、肛门排出物为血性，或腹腔穿刺抽出血性液体。

6）腹部X线检查：见到孤立、固定的肠袢，且不受体位、时间的影响。

7）经积极的非手术治疗无效而症状无明显改善者。

2.术后护理

（1）卧位：回病房后根据麻醉给予适当的卧位，麻醉清醒后。血压、脉搏平稳给予半卧位。

（2）饮食：禁食、胃肠减压，待肛门排气，拔出胃管后当日每1～2小时饮20～30mL水，第2日喝米汤，第3日流食，1周后改半流食，2周后改软饭。忌生冷、油炸及刺激性食物。

（3）活动：鼓励患者早期活动，以利于肠功能恢复，防止肠粘连。

（4）防治感染：遵医嘱应用抗生素。

（5）病情观察：观察生命体征、伤口敷料及引流情况，及时发现术后并发症。

3.健康教育

（1）注意饮食卫生：不食不洁净的食物，不暴饮暴食，多吃易消化的食物，进食后不做剧烈运动。

（2）保持大便通畅：老年及肠功能不全者有便秘现象应及时给予缓泻剂，必要时灌肠，促进排便。

（3）有腹痛等不适：及时前来医院就诊。

三、便血

小儿出现便血的原因很多，整个消化道出血都可引起便血。肛门排出的大便中带血，无论颜色是鲜红的、黯红的还是柏油样的，都称为便血。大多数便血都是由于消化道疾病引起的，但也可以是全身疾病表现的一部分，有时因吞入来自消化道外的血液也可引起“便血”。

（一）护理评估

1.脉搏

脉搏的改变是失血程度的重要指标，急性消化道出血时血容量锐减、最初的机体代偿功能是心律加快，小血管反射性痉挛，使肝、脾、皮肤血窦内的储血进入循环，增加回心血量，调整体内有效循环量，以保证心、肾、脑等重要器官的供血。一旦由于失血量过大，机体代偿功能不足以维持有效血容量时，就可能进入休克状态。所以，当大量出血时，脉搏快而弱（或脉细弱），脉搏每分钟增至 100～120 次上，失血估计为 800～1 600 ML；脉搏细微，甚至扪不清时，失血已达 1 600 ML 以上。有些患者出血后，在平卧时脉搏、血压都可接近正常，但让患者坐或半卧位时，脉搏会马上增快，出现头晕、冷汗，表示失血量大，如果经改变体位无上述变化，测中心静脉压又正常，则可以排除有过大出血。

2.血压

血压的变化同脉搏一样，是估计失血量的可靠指标，当急性失血 800 ML 以上时（占总血量的 20%），收缩压可正常或稍升高，脉压缩小，尽管此时血压尚正常，但已进入休克早期，应密切观察患者血压的动态改变，当急性失血 800～1 600 ML 时（占总血量的 20%～40%），收缩压可降至 9.33～10.67kPa（70～80mmHg），脉压小，当急性失血 1600mL 以上时（占总血量的 40%），收缩压可降至 6.67～9.33kPa（50～70 mmHg），更严重的出血，血压可降至 0。有时，一些有严重消化道出血的患者，胃肠道内的血液尚未排出体外，仅表现为休克。

（二）护理要点

1.密切观察生命体征

每 30 分钟测生命体征一次，有条件者进行心电、血压的监护，观察排泄物的颜色、次数、量、性质，估计出血量及程度，准确记录 24 h 出入量。应密切观察患者意识，末梢循环、尿量等变化，注意保暖，并对便血次数及时做记录。如患者由于卧位改为半卧位即出现脉搏增快，血压下降，头晕、出汗，甚至昏厥，则表示出血量大，应立即抢救。

2.用药护理

遵医嘱及时、准确地用药，我们应做到沉着冷静、忙而不乱，注意“三查七对”，观察输血后的反应，使用特殊药物，如垂体后叶素时，应严格掌握滴速不宜过快，如出现腹痛、腹泻、心律失常等不良反应时，应及时报告医师处理。止血剂的选择，常用巴曲酶 1 kU 加入 5 ml 生理盐水中静推或肌注，并将去甲肾上腺素 8 mg 加入 150 ml 生理盐水中分次口服或胃内灌注或奥美拉唑 1 支静脉推注，效果较好。

3.快速补液

尽快恢复有效循环血量是抢救成功的关键，应迅速建立 2～3 条静脉通道，其中一条补液为输血做准备。对穿刺困难者，可行深静脉置管或静脉切开置管输液。输液速度宜快，必要时可加压，但对年老体弱者应注意避免输血、输液过快过多而引起急性肺水肿，如有异常及时通知医师。.静脉通道应选择上肢静脉、颈外静脉、锁骨下静脉等较大的静脉，以利于提高输液速度，准确有效地使用急救药物。

4.采集血标本

在开放静脉通路的同时应采集血标本，及时做血常规、生化、配血，根据化验结果初步判断患者的出血量，指导医师采取相应的治疗方案。

5.加强基础护理

出血期便血患者因大便次数频繁，每次便后应擦净，保持臀部清洁、干燥，以防发生湿疹和压疮。保持床铺清洁、干燥，便后及时清洁用物。

6.心理护理

首先安排患者卧床休息，保持安静，因安静休息有利于止血，及时清除黑便后的血液或污物，减少不良刺激，护理人员要冷静果断完成各种治疗抢救措施，关心安慰患者。针对患者的年龄、文化层次，运用心理护理的各种技术和方法，施以不同的心理护理。运用肢体语言和一切非肢体语言，包括控制、移情、信任、确认、倾听等，使患者及其家属能够真切地感受到我们医护人员正在想患者所想，痛患者所痛，从而消除患者紧张、恐惧心理。因为患者在对疾病缺乏正确认识的前提下，易产生紧张恐惧的情绪而加重出血。这就要求我们护理人员在平时的工作中要培养敏锐的洞察力，善于观察患者，加强与患者的沟通与交流，积极参加继续教育、各种业务学习，提高自己全方位的业务水平，保证在关键时刻拿得出，用得上。在某种程度上也可降低医患纠纷的发生率。

7.饮食护理

急性出血期应禁食；出血停止后按序给予温凉流质、半流质及易消化的软饮食；出血后3天未解大便的患者，慎用泻药，等病情稳定后，指导患者要定时定量，少食多餐，避免进食粗糙、生冷、辛辣等刺激性食物，同时要禁烟、酒、浓茶和咖啡。

8.健康教育

对出院的患者要帮助其找出诱因，生活要有规律，食用易消化食物，不要食用刺激性食物，忌暴饮暴食，注意劳逸结合，避免过度紧张，保持良好的精神状态，指导患者或家属掌握有关疾病的病因、诱因，预防、治疗知识，如发现黑便或其他出血征象应及时就诊。

四、腹股沟斜疝

小儿腹股沟斜疝多因胚胎期睾丸下降过程中腹膜鞘状突未能闭塞所致，新生儿期即可发病，是一种先天性疾病。男性多见，右侧较左侧多2～3倍，双侧者少见，占5%～10%，为小儿外科常见的疾病之一。

（一）术前护理

（1）心理护理：小儿或老年人对所患疾病疼痛不适引起恐慌、入院后对环境的改变、对医护人员的害怕心理，应耐心向患者及家属讲述嵌顿疝的原因及应紧急手术的重要性，讲明需要患者和家属配合的重要性，小儿和老年人无法准确配合时，就得依靠家属配合，家属的配合对于小儿和老年人来说是决定治愈的关键。

（2）做好紧急手术的术前准备：立即按医嘱禁食、采血送检、输液纠正水电解质紊乱和酸碱失衡，补充血容量，做好胃肠减压等护理。

（二）术后护理

（1）术后的常规护理：①心理护理，特别要加强对小儿和老年人对手术后疼痛的心理护理，取得最大的配合；②麻醉护理，安置患者取平卧位休息，膝下垫一软枕，使髋关节微屈，以降低腹股沟区切口的张力和减少腹腔内压力，利于切口的愈合和减轻术口疼痛，也利于患者翻身。术后麻醉完全清醒后鼓励患者早期在床上活动及活动四肢（协助患者翻身，避免患者自己用力翻身，以增加腹内压力，引起疝复发加重术口的疼痛，可预防压疮），尽早地恢复肠道功能。

（2）体位护理：无张力疝修补术一般术后平卧 6 h，麻醉反应期后即可下床活动，传统手术后 3～6 天方可离床活动。术后活动提前，不仅减轻了术后不舒适，还降低了切口感染及术后肠粘连发生率。

（3）饮食：术后 6～12 小时后，患者诉无恶心、呕吐，给予进少量的无油腻的流质饮食，然后再逐步过渡到半流质饮食、软食及普食等，待肠功能恢复后开始进食流质等循序渐进地进食，进食易消化无刺激性食物，饮水、蔬菜、水果等，以保持排便通畅。

（4）术后的病情观察：观察术口敷料，有无术口渗血，特别是小儿和老年人，缺少自我保护意识，防止术口敷料被大小便污染、脱落等引起术口感染；因嵌顿时间的关系，患者阴囊发生水肿的机会更大，因此，用棉质毛巾将阴囊托起，减轻水肿。小儿和老年人有哭闹和咳嗽、便秘的现象，应积极控制此现象，转移小儿的注意力，尽量避免大声哭闹，老年人治疗原有咳嗽、便秘的疾病，有咳嗽时用手掌按住术口，便秘时使用开塞露通便药，保持大便通畅等防止术口裂开和复发。

（5）根据医嘱运用抗生素预防感染、补充液体等对症处理。

（6）术后注意保暖，防止受凉、咳嗽影响切口愈合。保持大小便通畅，有便秘者应及时给通便药物或低压肥皂水灌肠，告知患者排便时勿用力以防疝复发。

（7）健康教育：加强患者及家属对腹股沟疾病的认识，同时积极治疗易引起腹股沟疾病的原有疾病如慢性咳嗽、便秘、排尿困难等，减少此类疾病的发生。加强营养，增强体质，调整饮食，保持排便通畅。注意休息，手术后3个月内避免剧烈活动，避免重体力劳动。自行观察，定期随访，早发现早治疗。

参考文献

[1]苗秀兰.现代全科护理[M].北京：中国工人出版社,2008.

[2]冯君,景金霞，马红英.现代临床多元护理[M].全科护理［M］.北京：中国科学技术出版社,2009.

[3]童雅培，葛秀荣.全科护理与护师教程[M].北京：中医古籍出版社,2007.

[4]刘海田.临床全科护理技术及安全模式创新实用手册上[M].北京：清华同方光盘电子出版社,2003.

[5]刘海田.临床全科护理技术及安全模式创新实用手册 中[M].北京：清华同方光盘电子出版社,2003.

[6]刘海田.临床全科护理技术及安全模式创新实用手册 下[M]：北京：清华同方光盘电子出版社,2003.

[7]彭瑛.全科护理[M].昆明：云南科学技术出版社,2013.

[8]谭永菊.简明全科护理手册[M].昆明:云南科学技术出版社,2014.

[9]瓮杰慧，张坤，康烁.全科护理实践手册[M].北京：科学技术文献出版社 ,2014.

[10]孟庆芳，陈敏，杨秀英，等.全科护理系统论述与实践指导[M].乌鲁木齐:新疆人民卫生出版社,2014.

[11]隋凌，李秀华，庄凡.全科护理知识及临床应用[M].哈尔滨：黑龙江科学技术出版社,2011.

[12]田桂花.全科医疗与护理[M].北京：中国科学技术出版社,2008.

[13]赵景礼.全科危重病救治与护理[M].北京：中国海洋大学出版社,2005.